책임 한계의 고지

기공과 기타 에너지 힐링 기법들은 여러 가지 긍정적이고 인상적인 결과들이 보고되고는 있으나 이 분야는 아직 실험 중인 상태에 있다. 그러한 관점에서 본 서적의 모든 내용들은 효과를 약속하거나 어떤 결과를 보증하는 것이 아니다.

저자와 출판사는 본 서적을 통해 의학 심리학 법률 등등의 모든 분야에 있어서 전문적 조언을 제공하지 않으며, 다만 저자들의 견해와 경험에 대한 내용을 기술했을 뿐이다. 그러므로 자신의 건강과 안전에 대한 모든 책임은 독자가 진다.

본 서적에 제시된 의견과 정보는 의학적 심리학적 관리를 대체하기 위한 것이 아니며 만일 이러한 관리를 받고 있는 경우라면 이를 사용하기 전에 담당 전문가와 상담을 권한다.

저자들과 출판사는 본 서적의 내용 전체나 또는 일부를 사용함으로써 직접적 또는 간접적으로 발생할 수 있는 모든 결과에 대해서 책임을 지지 않음을 고지한다.

기공과 정신공학

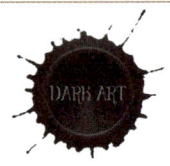

기공과 정신공학

펴낸날 | 초판1쇄 2017년 6월 8일
지은이 | 최철호
기획 | 박한진
편집·디자인 | 박기주
펴낸이 | 박기주
펴낸곳 | 다크아트

주소 | 인천 중구 하늘별빛로 86
Tel | 010-5683-9007
Fax | 0303-3446-9075
Homepage | http://www.darkart.co.kr
Email | darkartpublication@gmail.com

이 책은 저작권법에 따라 보호받는 독창적인 저작물이므로 무단전재와 무단복제를 일체 금하며, 이 책의 내용 전부 또는 일부를 이용하려면 반드시 저작권자와 다크아트의 서면 동의를 받아야 합니다.

● 잘못 만들어진 책은 서점에서 교환해 드립니다.
ISBN 979-11-88308-01-9 (13510)
값 45,000원

이 도서의 국립중앙도서관 출판예정도서목록(CIP)은 서지정보유통지원시스템 홈페이지(http://seoji.nl.go.kr)와 국가자료공동목록시스템(http://www.nl.go.kr/kolisnet)에서 이용하실 수 있습니다.(CIP제어번호 : CIP2017012895)

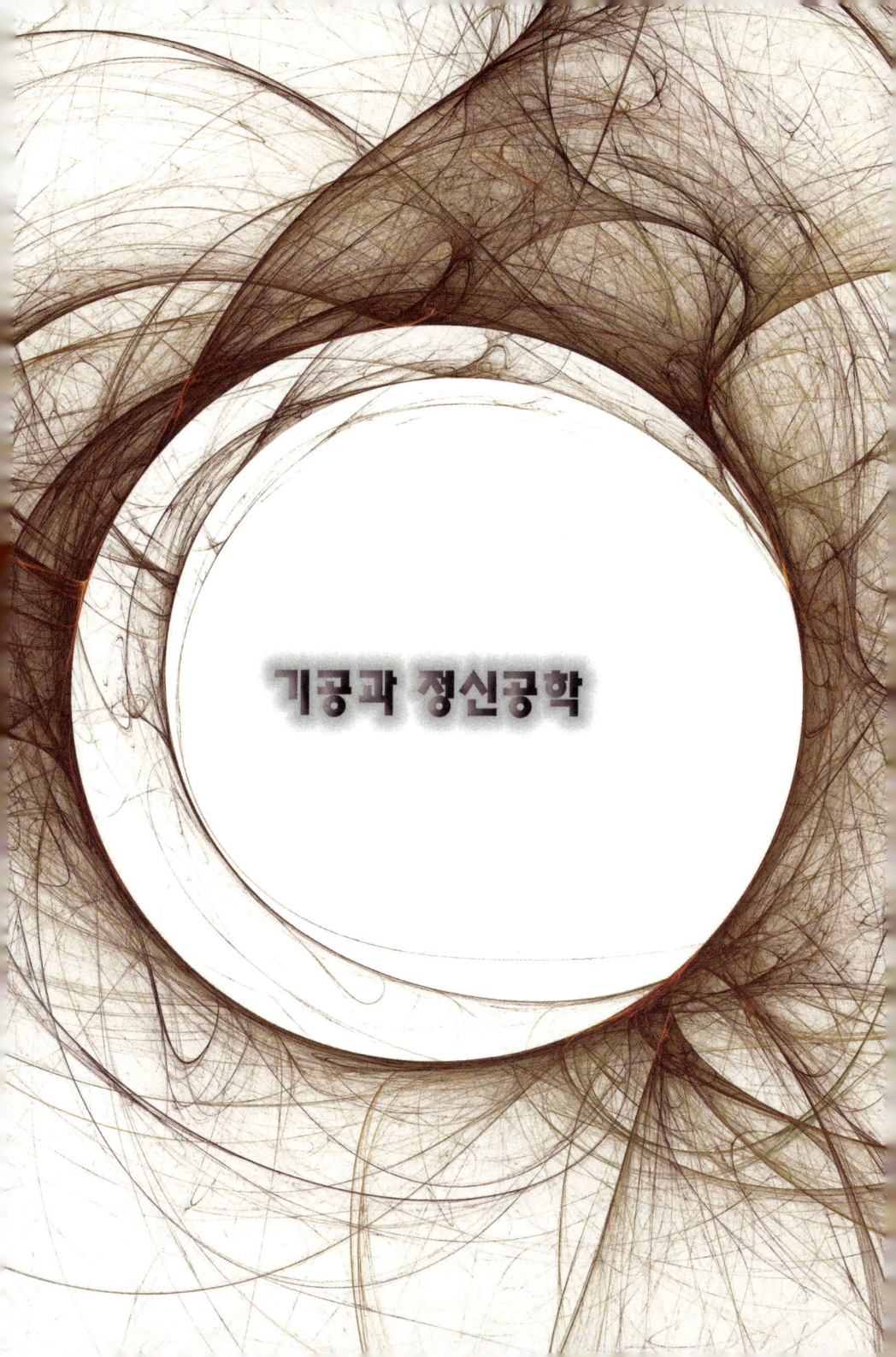

기공과 정신공학

서문 : 매혹과 카리스마의 비밀

현대는 매력과 매혹이 화두가 되고 있다. 포털 지식 관련 질문들을 보아도 자신이 도화살이 있는지를 묻는 소녀들로 가득하다. 그리고 도화살 화장이 유행하기도 했다. 그렇기에 다른 사람들에게 사랑을 받는 것이 중요한 부분인 것이다. 그런 의미에서 기공사로서의 삶은 다른 사람들을 도우면서 사랑을 받을 수 있는 멋진 직업이다.

기공은 뭔가 촌스러운 구시대의 물건 같아 보이지만 한국인이라면 누구라도 그게 뭐하는 것인지 아는 것이라는 장점이 있다. 예를 들면 서구에서 사용되는 WHEE(Wholistic Hybrid derived from EMDR and EFT)라는 치유 기법이라고 한다면 이러한 대체 의학 분야에 있지 않은 이들에게는 그게 뭐하는 것인지 와 닿지가 않는다. 하지만 기공 또는 기치료라고 한다면 그 효과를 믿는 것은 차치하고 그것이 무엇인지 모르는 사람들은 거의 없다.

기공사로서의 삶은 여러 가지 부분에서 즐겁고 신나는 부분들이 많다. 타로 리더나 다른 상담가들의 경우는 점으로 무엇을 맞추거나 상담의 효과가 있어야 하지만 기공사는 오직 기운을 느끼도록만 하면 된다. 점의 결과는 그 결과가 나오기 전까지는 알 수 없지만 기공사의 기는 즉시로 그것을 체험했는지 그렇지 못했는지를 알 수 있기에 어떻게 세션을 진행할지 방향을 재구성하고 진행하는 것이 용이하다.

그리고 기공사의 기는 단지 건강이라는 한 분야에만 관여하는 것이 아니라 한 사람의 행운이라든지 라이프 스타일이라든지 감정 조절 등의 전인격적인 모든 영역에 긍정적인 효과를 줄 수 있다. 그렇기에 처음에는 건강상의 이유로 기공사를 찾던 사람들이 인생 자체가 반짝반짝 빛이 나게 되는 경우가 많이 있다. 그러한 전인격적인 힐링을 볼 수 있기에 기공사로서의 삶이란 참으로 보람이 있다고 하겠다.

현대 기능성 뇌과학에서는 인간의 내면에는 내부 표상 또는 내부 표현이라는 것이 있다고 한다. 이것은 어떤 사람이 경험한 모든 것이 그 경험 자체가 아니라 자신의 내면에 구축된 어떠한 프로그램에 의해서 경험을 하고 반응을 한다는 것이다. 그래서 단순히 심리적인 면에 관련이 되는 것이 아니라 그 사람의 성격이나 인생관이나 선택 모두에 관여가 되기에 한 사람의 운명까지 포함한 모든 면에 관련이 된다고 한다. 그리고 이 내부 표상은 타인과의 관계에서 변화하기도 한다. 그렇기에 무언가 감동을 받기도 하고 충고를 받아들여서 새로운 사람이 되기도 하는 것이다. 이러한 것을 내부 표상의 조작이라고 한다. 그런데 사람들은 이러한 내부 표상의 조작을 막는 여러 가지 기전들이 있기에 잘 바뀌지 않는 것이다.

만일 어떤 사람이 기치료를 받고 컨디션이 좋아지거나 이완이 되거나 기분이 풀렸다면 분명히 내부 표상의 조작이 일어난 것이다. 물론 긍정적인 방향으로 일어나게 된 것이다. 대개 자신에게 긍정적인 영향력에 대해서 내부 표상에 대한 접근성을 열어주게 되는 것이다. 물론 이때 긍정적인 영향이라는 부분에 대해서는 당시에는 긍정적으로 여겼지만 결과적으로 좋지 못한 경우도 있겠지만, 기본적으로 자신에게 악의를 가지고 행하는 영향력에는 대개 저항을 하게 되는 것이다. 기치료 시 기공사는 선한 의도를 사용하기에 쉽게 내담자의 내부 표상에 접근해서 그의 상태를 변화시킬 수 있는 것이다.

매력이나 매혹은 친밀도와 카리스마와 관련이 된다. 우리는 카리스마를 가진 사람에게 쉽게 매혹이 되며 친밀도가 높을 때 매력을 찾아낼 수 있다. 그렇기에 카리스마가 높거나 친밀도가 높다는 것이 내부 표상에 대한 접근이 용이해지는 것이다. 또한 중요한 것이 인간은 내부 표상이 조작당했을 때 그 조작을 행한 사람에게 매혹되며 매력을 느끼게 된다. 나에게 감동을 준 사람이나 나의 가치관에 대한 바른 충고를 해서 나로 하여금 변화를 일으키게 만든 사람에게 매혹되고 매력을 느끼는 것이 이것인 것이다. 그렇기에 기치료는 단순하게 건강을 회복시키는 것이 아니라 한 사람의 인격 전반과 운명까지도 담당하는 내부 표상을 긍정적으로 변화시키는 것이다 그리고 그 결과 친밀감과 카리스마와 매력과 매혹의 모든 것도 얻게 된다.

그러므로 기공사로서 산다는 것은 매혹적인 사람으로서 살아가는 삶이기도 하다.

CONTENTS

- 서문 : 매혹과 카리스마의 비밀 | 4

I. 기공 기본 수련 12

1. 기감 느끼기 14
2. 기공 치유를 하는 방법 31
3. 발공과 접공 36
4. 기체크 42
5. 기공 매개물 만들기 45
6. 기공 치유와 공능 전수 50
7. 저항이 심한 경우 52
8. 기공 치유 시작하기 56
9. 기-광-음 61

II. 기공 치유 실천 66

1. SUD 체크 67
2. 원석 치유 68

3. 그 외의 치유 도구 만들기 71

4. 운을 바꾸고 축복 해주기 72

5. 정보 전사 75

6. 기감 풍수 78

7. 빙의 치유 80

8. 진언, 주문, 언령, 자파 84

9. 치유 세션 예제 88

Ⅲ. 초범 입성 과정 91

1. 식신사역과 의식투영술 92

2. 팔문둔갑과 공간변환술 96

3. 구궁진법과 시간전이술 99

4. 출신입화와 극의유혹술 102

Ⅳ. 정신공학으로서의 기공 115

1. 양생공과 비전공 115

2. 6대 충차 119

3. 9대 원리 122

4. 4대 진제 128

5. 정신공학의 나아갈 길 131

V. 힐링샵 오픈하기 133

1. 해외 원석 도매 구입 133
2. 네이버 모두 사이트 143
3. 네이버 폼 154
4. 마케팅 159
5. 빙글 160

• 결어 : 어떠한 삶을 살 것인가? 177

부록 : 기공사로서의 발전과 여성원리와 남성원리의 발현 180

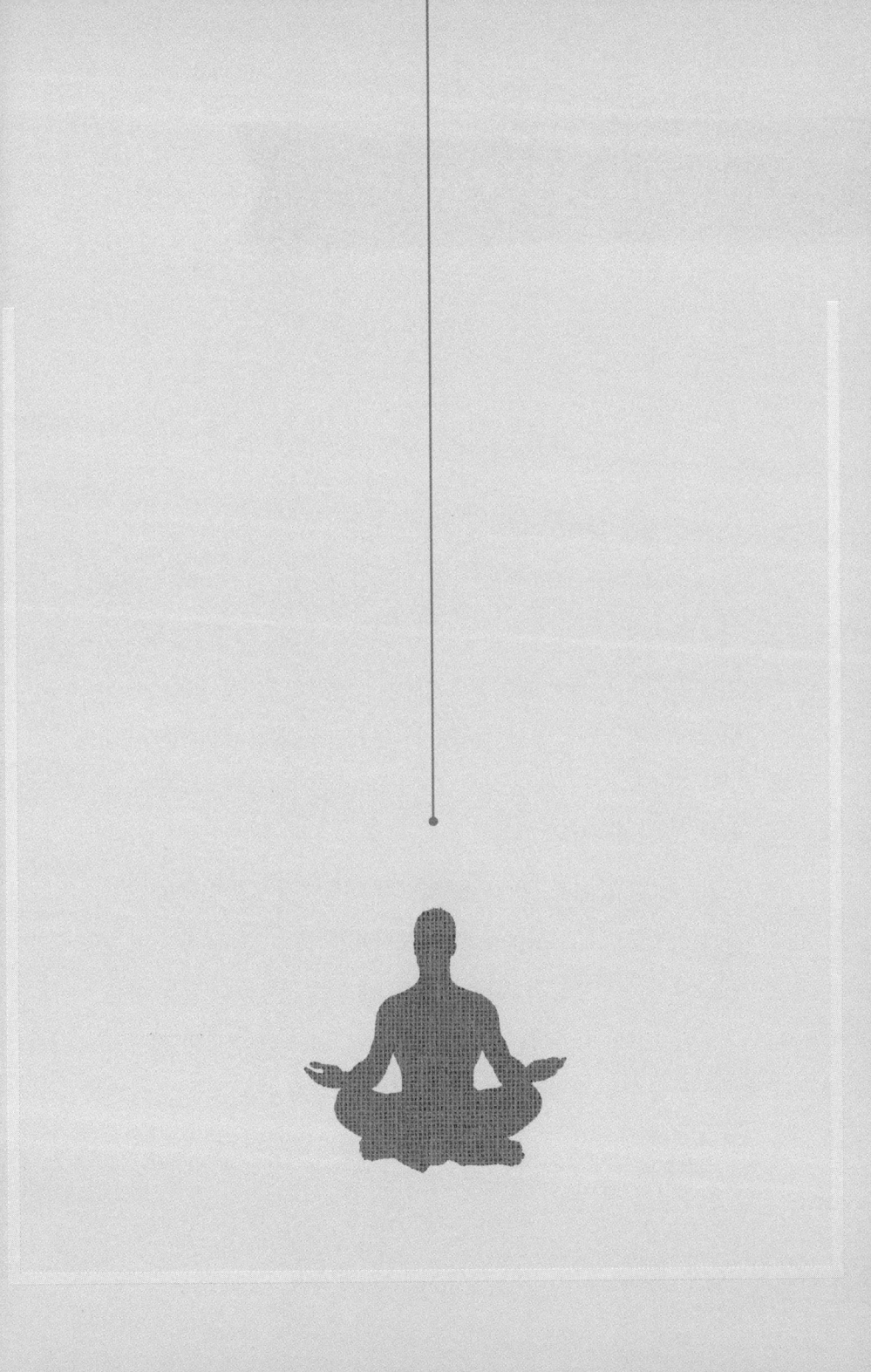

1. 기공 기본 수련

　이제 기공사가 되는 첫걸음을 시작하도록 하겠다. 시작은 기를 느끼고 기를 배양하고 기를 단련해 나아가는 것이다. 보통 기공은 손바닥에서 기를 느끼고 인당(이마)에서 기를 느끼고 전신에서 기를 느끼는 것으로 발전해 나아가는 것이다. 이를 장심이 열리고 인당이 열리고 전신이 열린다고 말한다. 기를 느끼면 우선 척추가 반응을 해서 척추가 바로 서게 된다. 그리고 기공의 첫 단계에서는 손에서 기의 반응이 강하게 일어나게 된다. 그리고나서 두 번째 단계로는 이마가 서늘해지며 머릿속에 빛이 나타나게 된다. 마지막 세 번째로는 전신으로 기를 느끼며 마음이 고요한 무념무상의 상태가 된다. 처음에 기를 느끼는 것만으로도 기치료와 내부 표상에 영향을 줄 수 있지만 기공의 깊이가 깊어져 갈수록 무엇보다도 자기 자신에 대한 깊은 수준의 이해가 생기며 삶에 대한 새로운 통찰이 생기는 것이다.

기공의 시작은 기를 느끼고 척추에 반응이 오는 것이다. 이것은 스스로 수련을 해서도 얻을 수 있고 공이 높은 기공사를 통해서 기를 받아서 일어날 수도 있다. 어느 경우라도 기공사가 되는 길은 스스로 가는 것이 중심이다. 다만 첫걸음을 조금 더 쉽게 뗄 수 있도록 하는 것이 다른 기공사로부터 기를 받는 것일 뿐이다. 그러므로 어떤 기공사도 기를 느끼고 기에 반응하는 것 이상의 공능을 전해줄 수 없다. 그 길은 스스로의 수련으로 가능한 것이다. 이렇게 기를 느낀 후부터는 타인을 치유하는 과정과 기공 수련을 하는 두 가지를 통해서 기공이 깊어져 가는 것이다.

(1) 기운 감응 : 기를 느끼며 척추가 힘이 들어가고 자세가 바르게 됨
(2) 장심 열기 : 손바닥에 기감이 강해짐
(3) 인당 열기 : 머릿속이 밝고 환해짐
(4) 전신 열기 : 전신이 사라지고 의식이 고요 속에 평화를 얻음

　이 서적에서는 다른 기공사의 기를 통해서 입문하는 것이 아니라 스스로의 수행으로 이를 행하는 것을 중심으로 하려 한다. 하지만 후일 공이 깊어진 후에 다른 기공 입문자를 도울 수 있

도록 기를 전하는 방법은 자세히 다룰 예정이다.

1. 기감 느끼기

기를 느끼는 방법에는 여러 가지가 있다. 그중에서 김종철 박사의 삼각 집중 명상은 많은 이들에게 기를 느끼고 기치료가 가능하게 한 방법이다. 이 방법은 김종철 박사의 서적 【15분의 기적】 '삼각 집중 명상' 파트에서 자세히 나오고 있으며 여기서는 기를 느끼는 것에 필요한 최소한의 방법만 간략하게 소개하고 이 방법으로 얻은 기감을 좀 더 확장해서 기공 수련에 들어가는 방법을 위주로 설명하기로 한다.

1단계 : 바르게 앉는 방법

양손을 편안하게 무릎 위에 놓고 앉는다. 허리를 바르게 펴고 양쪽 좌골에 균등하게 무게가 실리도록 하고 척추뼈를 느끼도록 한다.

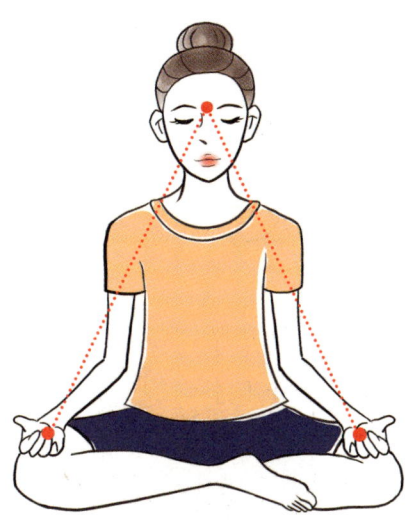

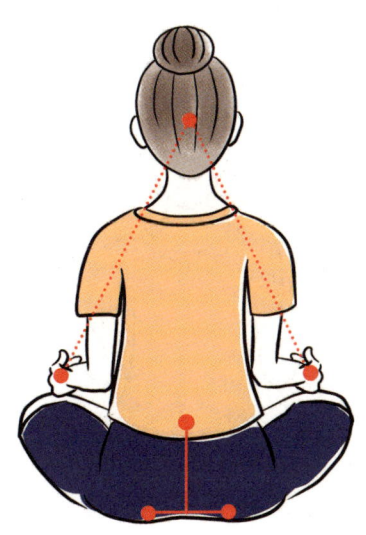

2단계 : 인당과 장심을 잇는 선을 상상해 본다.

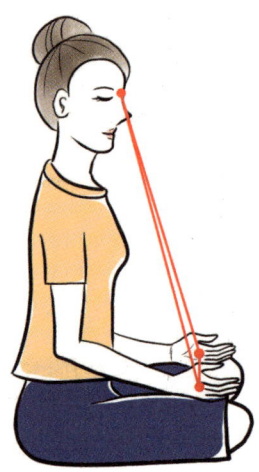

3단계 : 천천히 손을 위로 들어 올리도록 한다.

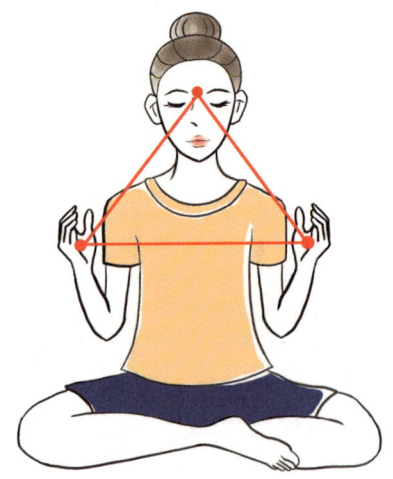

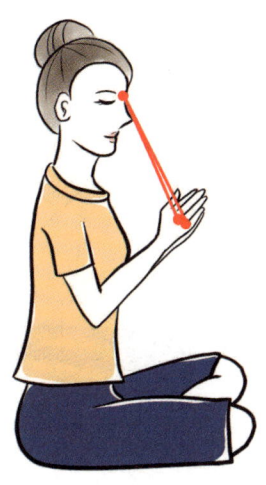

4단계 : 삼각형의 모양을 바꾸어 본다.

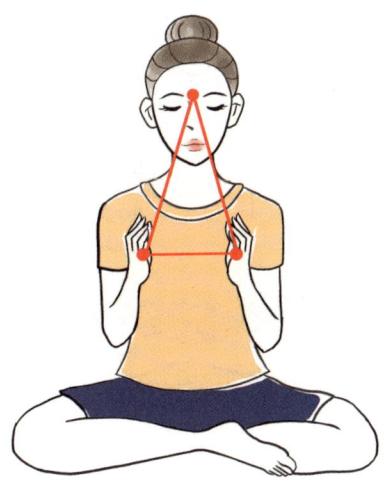

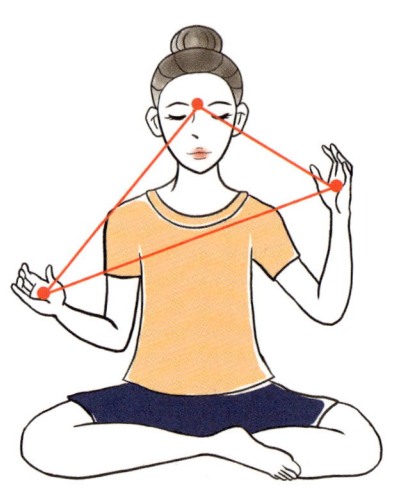

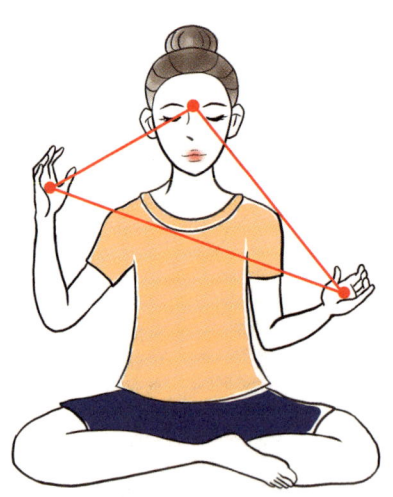

5단계 : 정좌를 한 후 손바닥과 인당에 느껴지는 감각을 오직 의도만
으로 손, 이마 등으로 이동시킨다.

기감을 느끼는 것은 상상이 신체에 반응을 보이는 것이다. 그러므로 만일 앞의 방법으로 기가 잘 느껴지지 않았다고 해도 상상과 느낌을 연결할 수만 있다면 크게 문제가 없다. 우선 양손의 손바닥을 문지른 후에 그 느낌을 상상으로 손목 쪽으로 옮겨 보도록 한다.

(1) 양 손바닥을 비빈다.
(2) 손바닥의 느낌을 손목 쪽으로 상상으로 옮긴다.

만일 삼각 집중 명상 후에 이것이 안 된다면 다음의 방법을 사용해 보도록 한다.

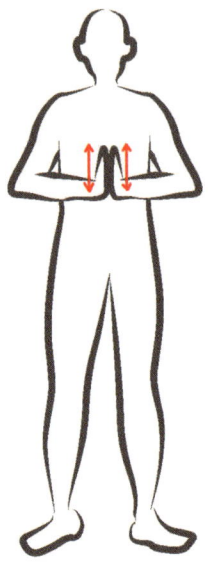

① 두 손을 앞으로 내밀어 손바닥을 펴서 마주보게 한다. 빠르게 손바닥을 비빈다.

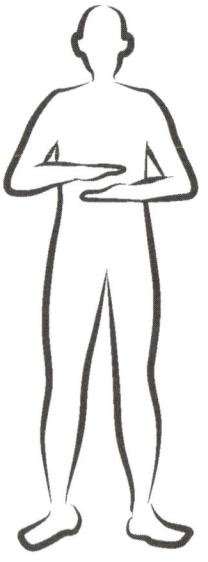

② 한 손은 밑으로, 다른 한 손은 위로 놓아 마주보게 한다.

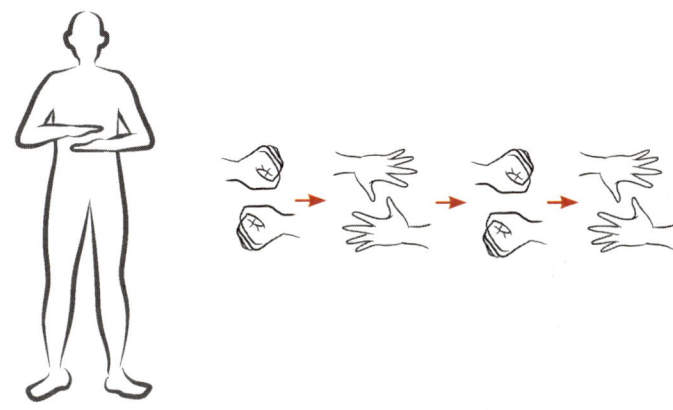

③ 빠르게 주먹을 쥐었다 펴기를 반복한다.

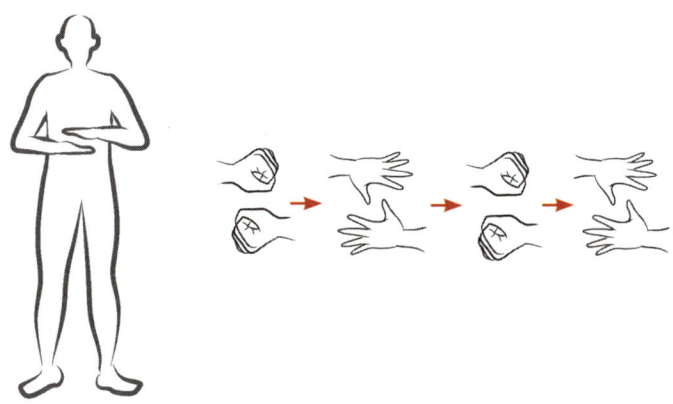

④ 손의 위치를 바꾸어 다시 주먹 쥐었다 펴기를 반복한다.

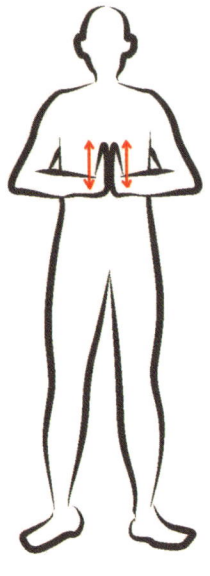

⑤ 다시 ①번을 실행한다.

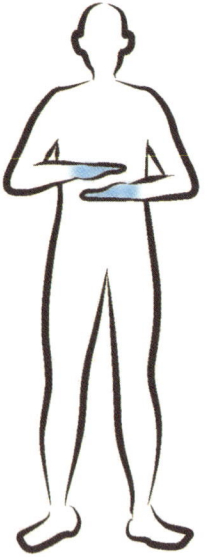

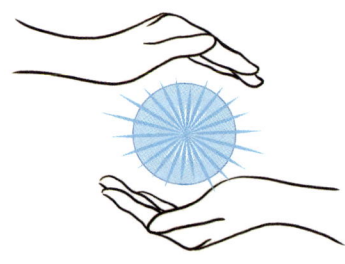

⑥ 기감을 느껴본다.

앞의 과정을 반복적으로 하면서 양 손바닥 사이의 느낌을 손목으로 옮기는 것을 연습한다. 이것이 가능해지면 이어지는 수련을 하도록 한다. 이 수련 방법은 일본인 선도가 다카후지 소이치로 선생의 방법이다. 이 방법을 통해서 기를 전신에 운행하는 것을 익히고 나면 기공의 길에 들어섰다고 할 수 있다.

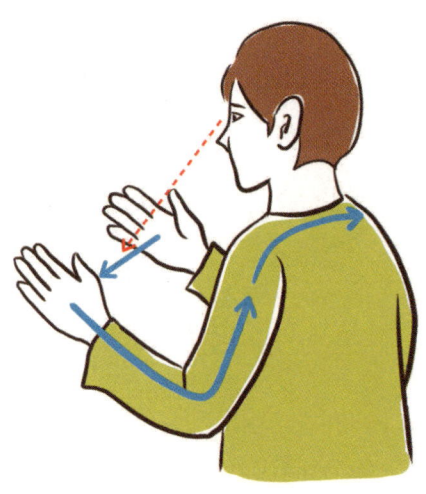

① 한쪽 손에서 다른쪽 손으로 기를 보낸다.
  눈으로 보면서 하면 잘 된다.
  팔에서 가슴 혹은 등으로 기를 보내는데 기가 돌아서 처음 시작한 손까지 도달하면 기가 일주한 것이 된다.

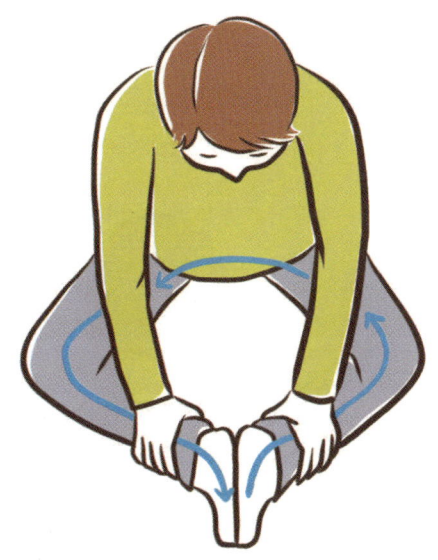

② ①이 잘 되면 양 손바닥을 발에 붙인 후 손에서 기의 감각을 보낸다.
①과 같이 기를 일주시킨다.

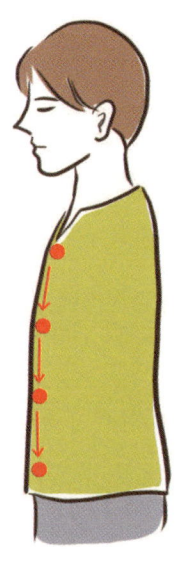

③ ②가 잘 되면 양손을 가슴에 대고 시작해서 명치→배꼽→하복으로 움직인다. 하복에서 의식 집중

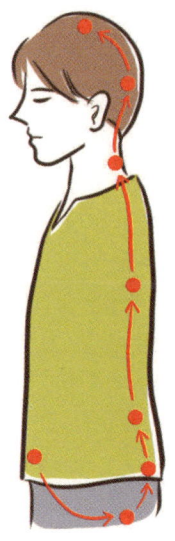

④ 이어서 항문→미려→명문→협척→목→후두부→정수리로 움직인다.

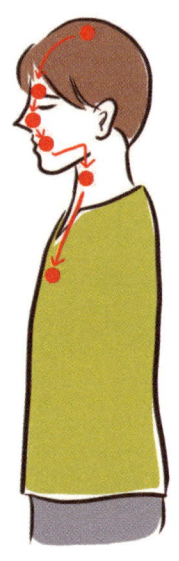

⑤ 그 다음 미간→비강→입→인후로 움직여서 처음 장소로 돌아간다.

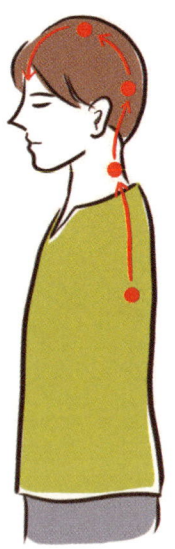

⑥ 협척에서 시작할 경우에는 목→머리로 움직이고 그 다음은 앞과 동일하다.

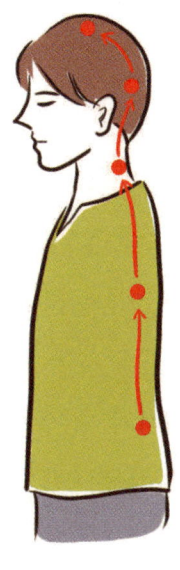

⑦ 명문에서 시작할 경우에는 협척→목→
  머리로 움직이고 그 다음은 앞과 동일
  하다.

여기까지가 가능해지면 이제 편안하게 이완하면서 기를 느끼도록 하면 된다. 하지만 대개의 경우 마음을 어떻게 다루어야 하는지 어려움을 갖게 된다. 그렇기에 여러 가지 방법으로 입정 또는 기공태에 들어가는 방법이 있다. 여기서는 기공사 송종훈 선생의 숫자 세기를 소개하도록 한다. 이유는 숫자 세기에는 다른 방법보다 나은 점들이 여러 가지가 있기에 그러하다.

정신을 하나로 모으기 위해서 한가지 대상에 몰입하는 것이 일반적이다. 이때 몰입의 대상이 한가지로 고정되어 있으면 사마타 명상이라고 하고, 찰나적으로 바뀌어 가면 위빠사나 명상이라고 한다. 기공에 이러한 방법을 적용할 경우 행위를 하는 것에 대해서 마음의 걸림이 없는 것이 기의 수준을 높게 할 수 있다. 아무리 숭고한 대상이라 해도 그것을 말하는 순간에 나의 마음이 상에 사로잡히기에 기의 질이 떨어지게 된다. 하지만 숫자에는 어떠한 상이 붙을 것이 없다. 그렇기에 숫자를 세는 것이 기의 수준을 높이는 좋은 방편이 되는 것이다.

또한 숫자를 세는 것은 숫자를 틀리면 안 되기에 정신을 차리게 된다. 명상을 하다가 많은 경우 무기 또는 혼침이라고 불리우는 멍한 상태에 들어가는데 숫자를 세는 것은 숫자를 틀릴 경우 처음부터 다시 세어야 하므로 정신을 놓고 트랜스에 들어가지 않는 마음챙김이 일어나게 되는 것이다.

그러면 그 방법을 소개하도록 하겠다. 우선 편안하게 앉은 후에 척추를 바로 세우고 척추를 느끼도록 한다. 다음으로 등 뒤쪽 높은 곳에 빛이 있다고 상상한다. 그리고 그 빛으로부터 기운이 내려와서 대추혈로 기운이 들어와서 어깨를 지나서 팔을

타고 손바닥까지 내려간다고 가볍게 상상을 한다. 그리고 양손을 자신의 가슴에 대도록 하고 마음을 씻어내도록 한다.

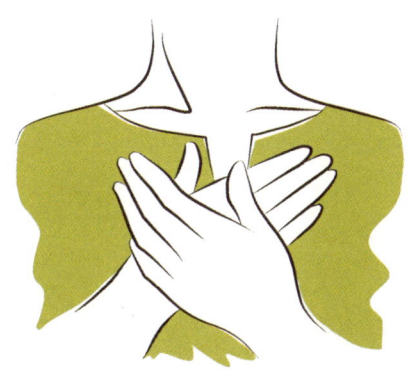

이렇게 기운을 받을 때 가장 중요한 것은 공경하는 마음이다. 빛이 내려오는 등 뒤의 어떤 부분은 거대한 힘이며 자연이건 초자연이건 나를 넘어선 존재라고 여기는 것이다. 내가 공경하는 마음이 들지 않는 기운을 받는 것은 나 자신보다 낮은 수준의 기운이기에 대개 부정적인 영향을 주게 된다. 그러므로 단순하게 기를 느끼는 것이 아니라 마음으로 그 기운에 대해서 공경하는 마음을 갖는 것이 중요하다. 기본적으로 전지, 전능, 영원, 편재의 네 가지 속성을 마음에 두고 공경하는 마음을 갖는 것을 권한다.

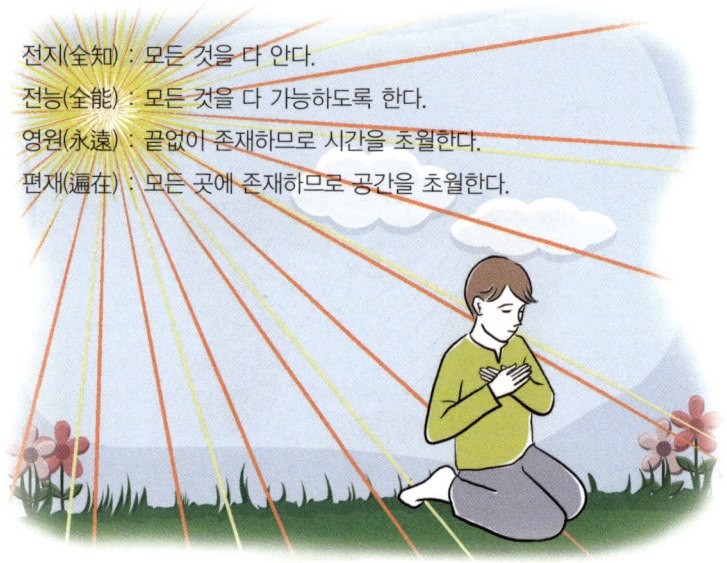

이렇게 한 후에 1부터 숫자를 1000까지 빠르게 세도록 한다. 만일 숫자를 틀리거나 잊거나 하면 처음부터 다시 세도록 한다. 이렇게 해서 하루에 최소 4번 정도 1000까지 숫자를 세도록 한다. 보통 1000까지 세는데 15분 정도가 걸린다. 1000까지 세는 동안 숫자를 크게 틀리지 않게 된다면 이제 기공사로서 입문을 했다고 말할 수 있다. 여기까지가 되면 이제 기공 치유를 하도록 해 본다.

2. 기공 치유를 하는 방법

　기공 치유란 내가 위와 같은 수행으로 연결이 가능해지는 높은 파장대의 기를 전달하는 것이다. 그러므로 기본적으로 다음과 같은 방식으로 이루어진다.

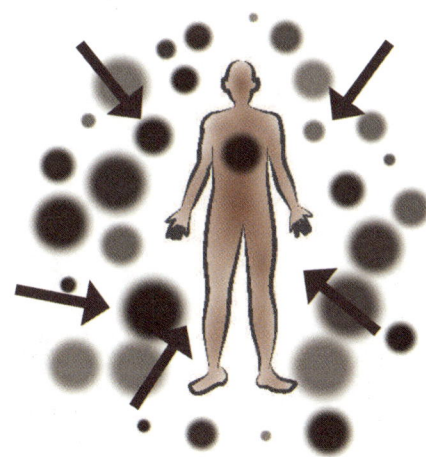

나쁜 에너지가 정체되면

좋은 에너지가 들어갈 수 없다

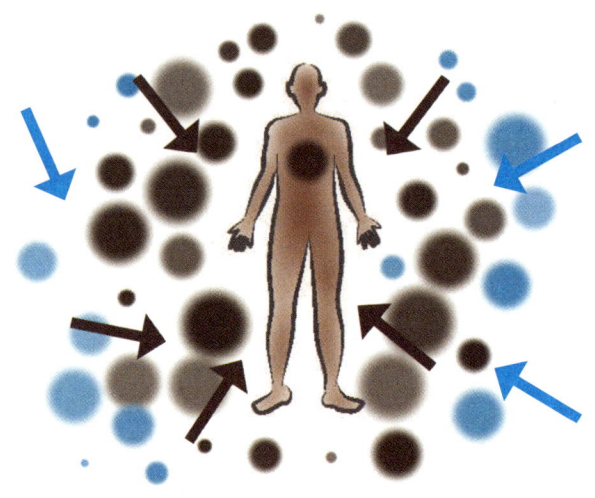

그러면 기운이 좋은 것에서 나쁜 것으로 변한다

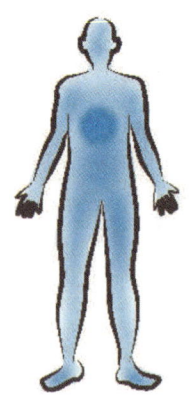 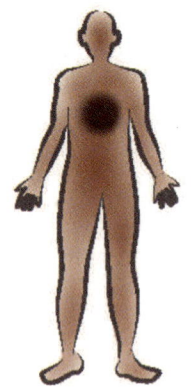

에너지 힐링은 정체된 에너지와 블록을 제거해 준다

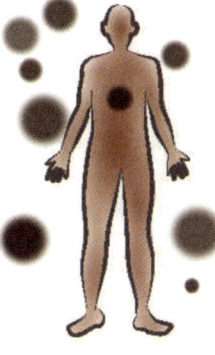 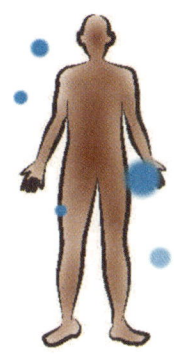 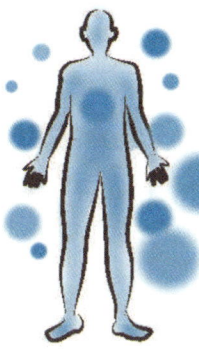

[에너지 힐링 전]　　　[에너지 힐링 진행 중]　　　[에너지 힐링 후]

자기 스스로에게도 타인에게도 에너지 힐링을 할 수 있다

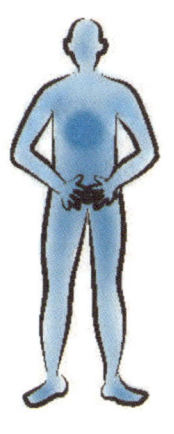 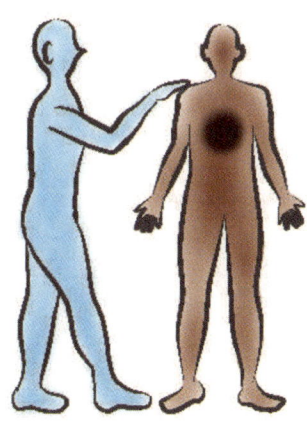

[본인]　　　　　　　　　[타인]

Ⅰ. 기공 기본 수련

먼 거리에서도 에너지 힐링을 할 수 있다

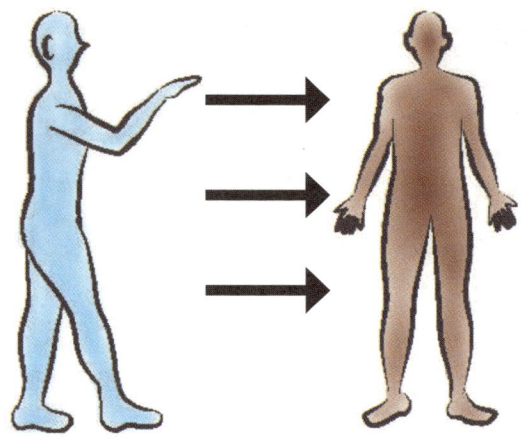

애완동물에게 에너지 힐링을 할 수 있다

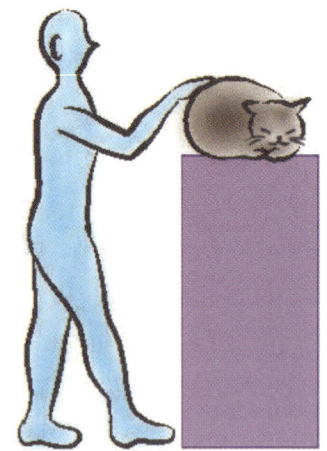

그룹으로 에너지 힐링을 할 수 있다

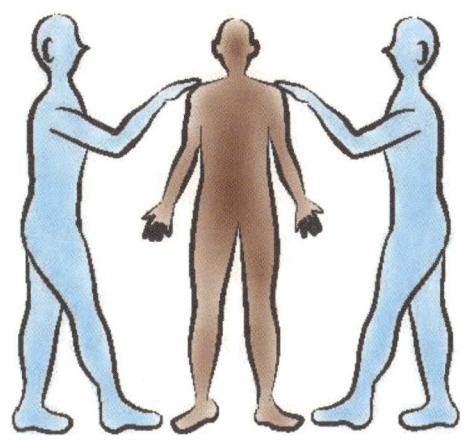

장소나 사물에게도 에너지 힐링을 할 수 있다

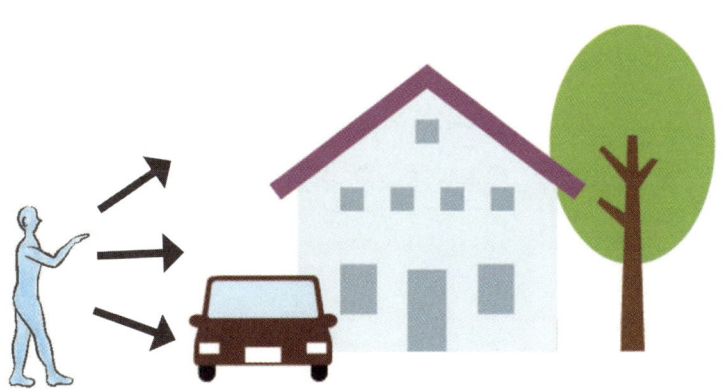

3. 발공과 접공

　접공이란 기공 치유를 받는 사람이 기공 치유를 제대로 받기 위한 방법이다. 만일 기공 치유를 유료로 받는 경우라면 그런 경우가 잘 없지만 만일 무료로 선의만으로 행한다면 때때로 기공사의 기공 능력을 테스트하려고 하는 경우가 있다. 또는 누군가가 기공사에게 기공 치유를 받고 선한 결과가 있었을 경우 다른 사람에게 소개를 하는 경우가 있다. 이러한 경우에 전에 기공 치유를 받았던 사람이 데리고 온 사람에게 신세를 지거나 해서 그 신세를 갚기 위해서 기공 치유를 주선한 경우에 같이 온 사람은 무의식적으로 기공 치유사를 소개한 사람과 마찬가지로 낮추어 보게 되는 경우도 있다. 그러므로 이러한 여러 가지 요소들이 있으므로 기공 치유를 받는 사람이 갖추어야 하는 것들이 있고 그 부분을 제대로 지도해서 기공 치유가 선한 결과를 내도록 해야 한다. 이러한 부분을 접공이라고 한다.

　접공태는 다음과 같은 요소를 의미한다.

1. 내담자가 충분히 편안한 마음으로 수용적이고 열린 마음을

가져야 한다.
2. 기공사의 기운 중에서 가장 높은 기운이 작용하도록 기공사가 아닌 기운 자체에 대해서 공경하는 마음을 가져야 한다.
3. 기운은 저절로 느껴지는 것이므로 기를 느끼려고 노력해서는 안 된다.

이러한 부분들에 대해서 충분히 납득하도록 해야 한다. 준비가 되면 내담자에게 눈을 감으라고 한 후에 기공 치유를 시작한다. 방법은 내담자 쪽으로 손바닥을 두는 것만이 다를 뿐 기공 수련을 할 때와 완전히 동일하다.

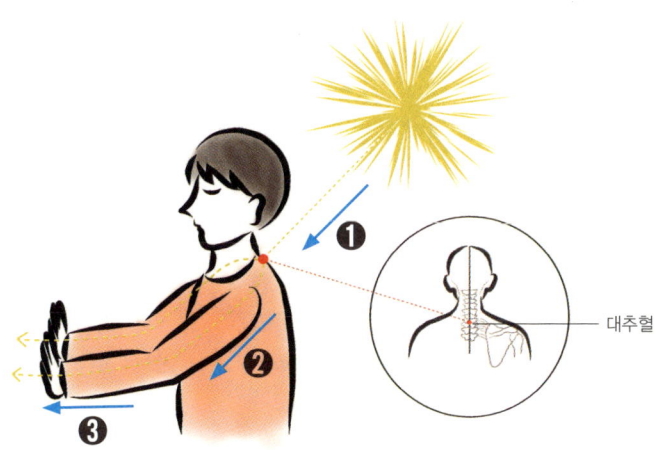

I. 기공 기본 수련

뒤쪽의 빛으로부터 대추혈로 들어온 빛이 어깨를 지나 손바닥으로 내담자에게 가도록 한다. 그러면서 기운에 대한 공경하는 마음을 가지고 1000까지 2번을 세도록 한다. 이렇게 하면 30분 치유가 이루어진 것이다. 이러한 방식이 기본이며 원격이라든지 특정 물품에 기를 담는다든지 할 경우에는 다음의 네 가지 요소를 감안해야 한다.

포기 : 기운을 펼친다는 마음으로 행한다.
조장 : 기운을 펼칠 때 특정 조건을 지어서 기운을 펼친다.
대공 : 어떠한 기운으로 포기와 조장을 할 것인지를 정한다.
급공 : 어떠한 매개물로 포기와 조장을 행한 대공을 전달할 것인지를 정한다.

이 각각의 요소에 대해서는 다음 장인 기공 치유 실천에서 좀 더 자세히 다룰 예정이다.

많은 기공사들이 기공 치유 시에 '의도'를 사용한다. 기를 보낸다든지 안 좋은 부분을 고친다든지 하는 의도를 두게 된다. 이러한 의도가 순수한 기운을 흐르게 하지 못하고 그 파장 대역을 낮추게 된다. 그러므로 단지 숫자만 세면서 기를 느끼고 있기만 하면 된다.

그리고 중요한 부분은 절대로 신체나 감정을 치유하는 것이 아니다. 이러한 부분은 의료인들이나 상담가들이 하는 분야이다. 기공사는 오직 기의 교란 상태를 정돈하거나 탁한 기운을 정화하거나 정체된 기운을 활성화하는 것 등을 할 뿐이다. 그러므로 오직 기만을 다룰 뿐 신체도 마음도 다루지 않는 것이다. 그러므로 사람을 볼 때 그 사람의 몸이나 마음이 아닌 기의 장만을 보는 것이다.

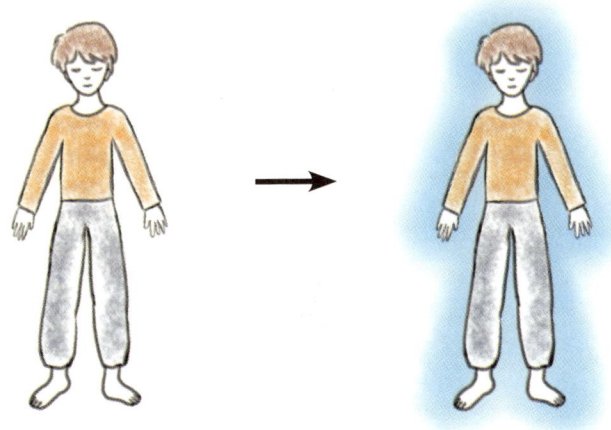

기장

위와 같이 그 사람을 둘러싸고 있는 기의 공간을 치유한다고 여기는 것이다. 대개 느낌상 기운의 상태가 좋지 않은 사람들은 기의 장이 다음과 같다.

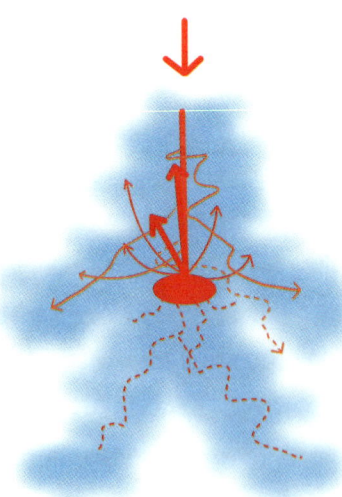

이러한 기운의 상태를 기공을 통해서 다음과 같이 만들어 주는 것이다.

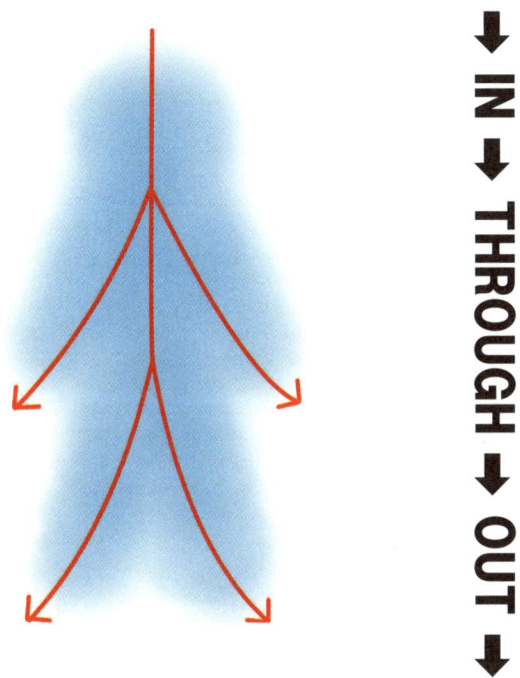

또한 기공 수행도 마찬가지로 기공사의 신체나 의식이 아니라 기로 이루어진 몸의 반응을 말하는 것이다. 장심과 인당과 전신이 열린다는 것은 이러한 기로 이루어진 몸에서 일어나는 것일 뿐이다.

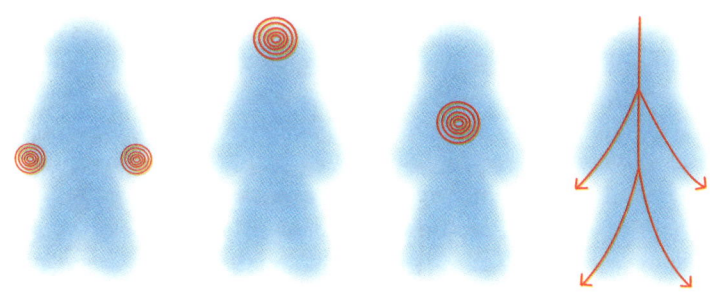

4. 기체크

　꾸준히 수행을 하고 기공 치유를 하다 보면 어느 순간 손바닥 한가운데가 사라진 것처럼 느껴진다. 이렇게 되면 손의 기감이 예민해져서 여러 가지 다른 종류의 기운을 구분할 수 있게 된다. 여기서는 일본 레이키 마스터들인 아오키 카츠유키 선생과 아오키 유이치로 선생의 방식을 소개한다.

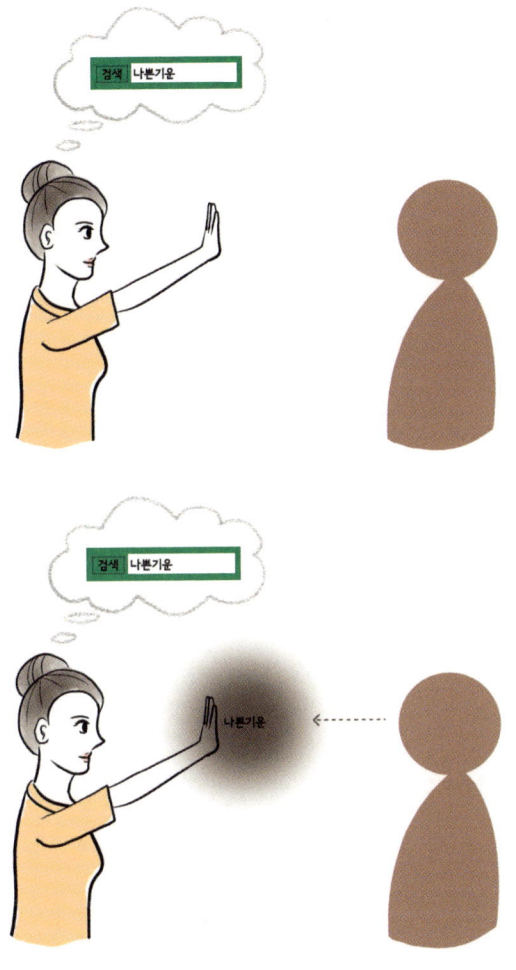

일단 마음속에 검색을 원하는 기운을 정한다. 예를 들어 '나쁜 기운'으로 한다면 그렇게 마음에 정한 후 사람의 몸을 머리부

터 발까지 손바닥으로 스캔을 하면 장심에서 기감이 느껴진다. 이때 기감이 강할수록 검색에 해당하는 기운이 강한 것이다. 이는 빙의령이라든지 액운이라든지 어떤 것이든 다 기감으로 알 수 있는 것이다. 또한 사람만이 아니라 장소에서도 마찬가지가 된다. 만일 재물 운을 높여주는 기운이 있는 집인지 알아보려면 이것을 검색어로 해서 손바닥으로 집의 여기저기를 스캔해 보면 되는 것이다. 물론 그림에서처럼 진짜 검색창을 머릿속에 떠올리는 것은 아니고 저러한 기전으로 이루어지기에 검색 전에 바른 검색어를 정하듯이 찾으려는 기운에 대해서 명료한 의도가 있어야 한다는 것이다.

수맥이라든지 부정적인 지자기라든지 이러한 것들은 물론이고 어떠한 것이든지 이 방법으로 체크가 가능하다. 다만 명심해야 하는 것은 실제 사람의 몸이나 마음이거나 그 건물 자체가 아니라 기의 장을 체크하는 것이다. 그러므로 만일 위궤양이 있는 환자의 위장 부위에서 안 좋은 기운이 나온다고 해서 그것이 꼭 그 환자의 위궤양과 관련이 되는 것은 아니다. 오직 그 부위에 좋지 않은 기운이 있다는 의미일 뿐이며 기공으로 치유하는 것도 그 부위의 기운이지 위궤양이 아닌 것이다. 같은 것으로 재물 운을 막는 액운을 검색해서 스캔했다고 해도 역시 그러한 액운이 그 사람의 에너지 필드 중에서 어떤 부분에 악영향을 준다는 것이며 그것을 해소한다고 해서 꼭 재물 운이 좋아지는 것을 의미하는 것도 아니다. 기공사는 오직 기운을 다룰 뿐이지 실제 문제를 해결하는 것은 아니다. 그렇기에 기운이 제대로 치유가 되었는지를 확인하기 위해서도 이러한 기감 체크 능력은 기공사로서 꼭 가져야 하는 능력이다.

5. 기공 매개물 만들기

  본래 기공을 하는 것에 제한은 없다. 그렇기에 자신의 역량대로 직관대로 하면 그것이 정답인 것이다. 하지만 많은 경우 형상이 앞에 없을 경우 이를 제대로 하기가 어렵다. 예를 들면 그 장소에 있지 않은 사람이나 또는 눈에 보이지 않는 빙의령과 같은 존재는 그 형상이 있지 않으면 기공을 하기에 어렵기에 기를 형상으로 만드는 매개물을 만들어서 사용하는 경우가 많다. 다음은 그러한 매개물로 사용되는 도구들 중 한 가지를 만드는 방법으로 혜원 채성훈 선생의 방식이다.

① 종이를 길게 자른다.

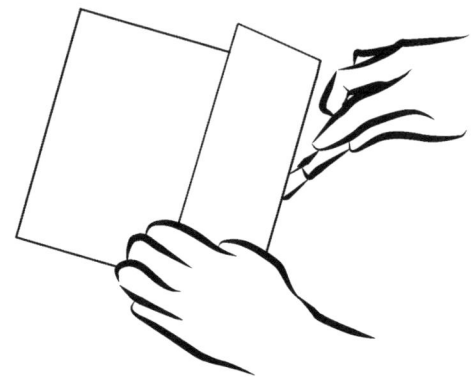

② 종이를 반으로 접는다.

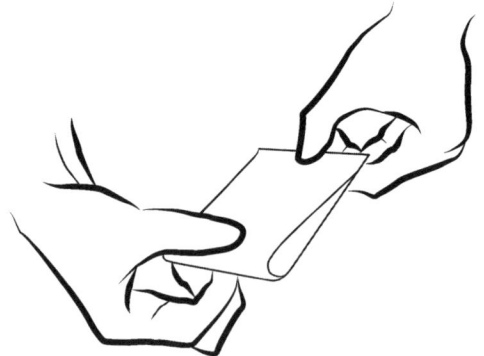

③ 머리 부분을 만든다.

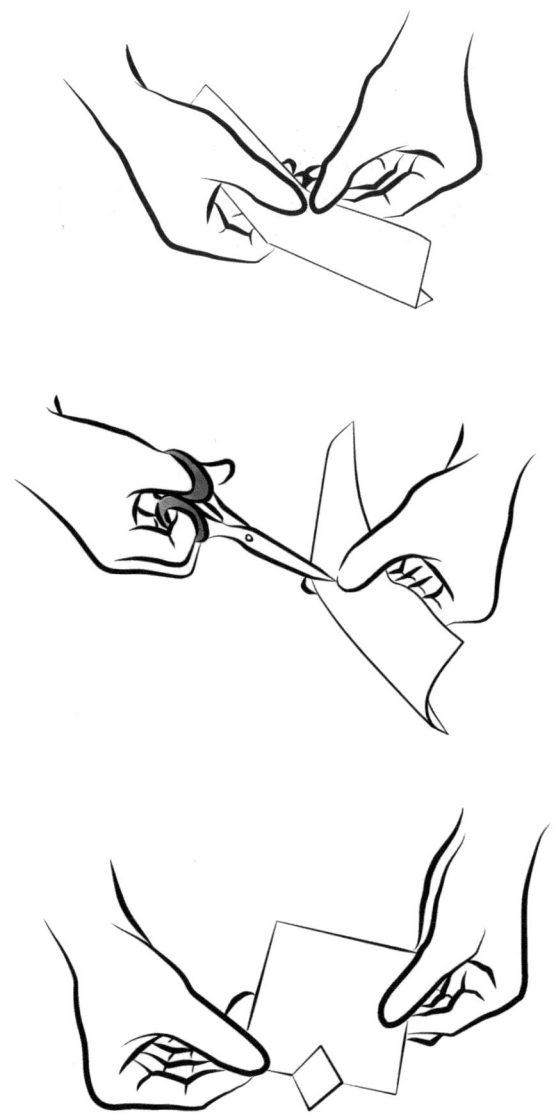

④ 양 팔과 다리를 만든다.

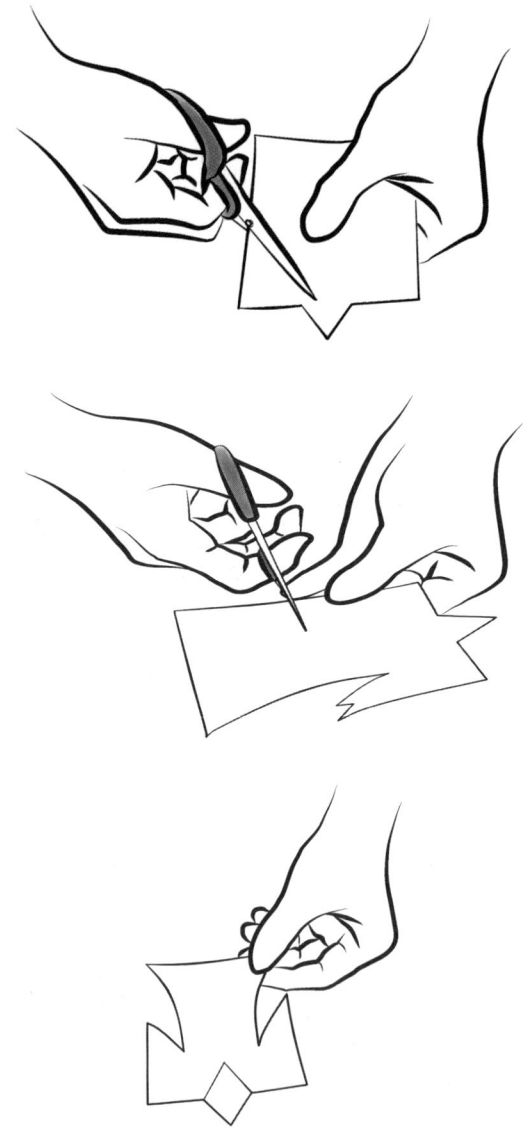

⑤ 검결지를 맺고 양 손가락 사이에 제작된 종이 인형을 끼운다.

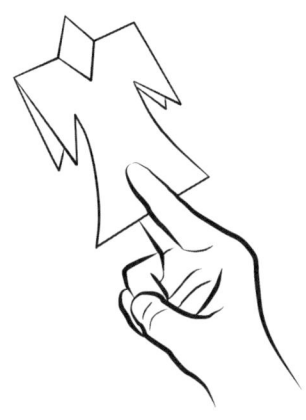

이렇게 종이 인형을 만든 후에 만일 특정인의 기장(에너지 필드)을 형상화하는 것이라면 그 사람의 이름이나 생년월일 등등의 정보를 안에 쓰도록 한다. 빙의령이라면 ○○에 빙의된 빙의령이라고 쓰도록 한다. 그런 후에 위와 같이 손에 들거나 아니면 바닥에 놓고서 기운을 연결해서 해당 대응물과 종이 인형이 연결되도록 한다. 연결이 된 것 같으면 기감 체크의 방식으로 해당 기장이 종이 인형에 깃들여졌는지 체크해 보도록 한다. 그래서 해당 기장이 종이 인형에 깃들여졌다면 그 종이 인형을 놓고서 기공 치유를 한다. 기공 치유를 마친 후에는 태운 후 버리도록 한다.

6. 기공 치유와 공능 전수

　기감 체크를 통해서 치유가 필요한지 공능 전수가 필요한지를 구분한 후에 행하도록 한다. 만일 치유가 필요한 사람이라면 기공의 공능을 전수하기 전에 우선 치유부터 하는 것을 권하도록 한다. 기공 치유와 공능 전수는 실제로 하는 방식은 거의 동일하다. 일단 기본적인 기공 포지션은 등 뒤에서 하는 것으로 이것은 치유와 전수 모두 동일하다.

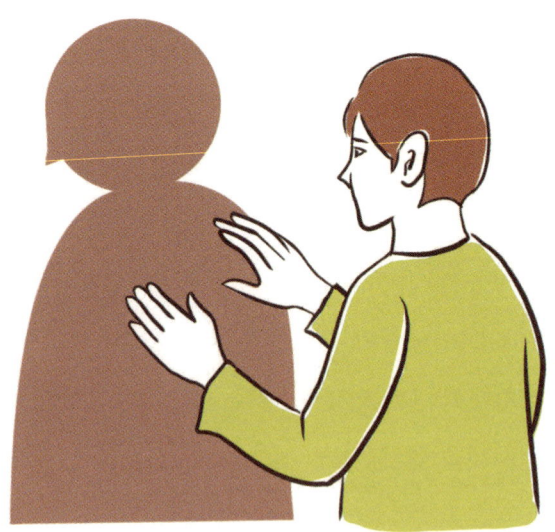

이렇게 행한 후에 공능 전수의 경우에는 장심을 열어주는 것을 한다.

① 손바닥 밑을 포갠 후 3-5cm 정도 뗀다.

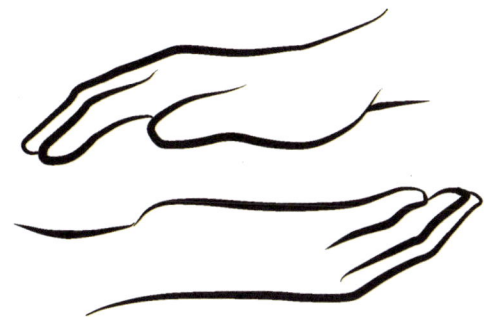

② 기를 보내 넣는다.

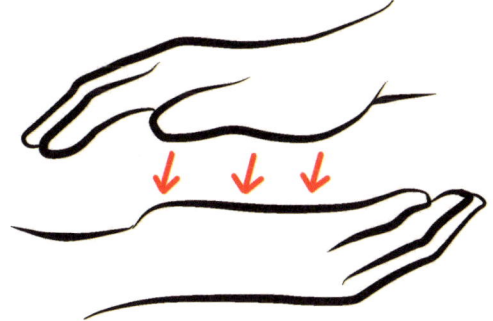

기공 치유는 우선 등 뒤에서 기공을 하고 나서 기감으로 체크한 문제가 있는 부분의 치유를 하는 것이고 공능 전수는 등 뒤에서 기공을 한 후에 장심에 세션을 한다. 물론 이 방법은 기본적인 방식이고 기공사 자신의 직관에 따라서 진행을 한다. 대개 30분 세션을 기본으로 하며 1000까지 세는 것을 15분간 등 뒤에서 하고 치유의 경우에는 문제가 있는 곳에서 15분간 1000까지 세는 것을 행한다. 공능 전수의 경우에는 15분간 1000까지 등 뒤에서 세면서 기공을 하고 장심을 여는 것을 15분간 1000까지 세면서 행한다.

7. 저항이 심한 경우

내담자의 저항이 심한 경우 기운의 원활하게 통하는 것이 아니라 역류하거나 막힌 것과 같은 느낌이 들게 된다. 이 경우 시간을 들여서 꾸준히 하면 그 저항의 벽이 저절로 해소가 된다. 이 부분이 기공 치유가 다른 상담보다 좋은 부분이다. 다른 상담의 경우 저항을 만날 경우 이를 해결하는 것이 난감한 경우가 많다. 하지만 기공의 경우에는 꾸준히 기를 보내면 저절로 해결이 된다. 만일 이 문제를 좀 더 빨리 해결하려면 기의 파장 대역을 높이면 된다. 높이는 방법은 바로 자신이 연결하고 있는 기운의 근원에 대해서 더욱 공경하는 마음을 가지면 된다. 그러면 더욱 높은 기운이 연결된다. 대개 공경하는 마음을 더 높이기 위해서 특정 영성적인 표상을 사용하는 경우가 많다. 부처님의 모습이라든지 십자가 등이 그러한 것이 된다.

또는 내담자가 가지고 있는 다른 문제가 그러한 저항을 만들 수 있으므로 검색어를 다르게 해서 기운을 좀 더 자세히 체크해 보는 것도 방법이다. 그 외에 간접 치유 방법이 있는데 이 부분은 다음 장에서 다루도록 한다.

일반적으로는 다음의 방식으로 저항을 처리하는 경우가 많다.

우선 검색어로 '저항'을 정하고 기를 느껴본다. 만일 기감이 느껴진다면 저항이 있다는 것이다. 그러면 그 기감을 하나의 블록으로 떠올리고 기를 연결한 후에 이를 정화해서 올려보낸다.

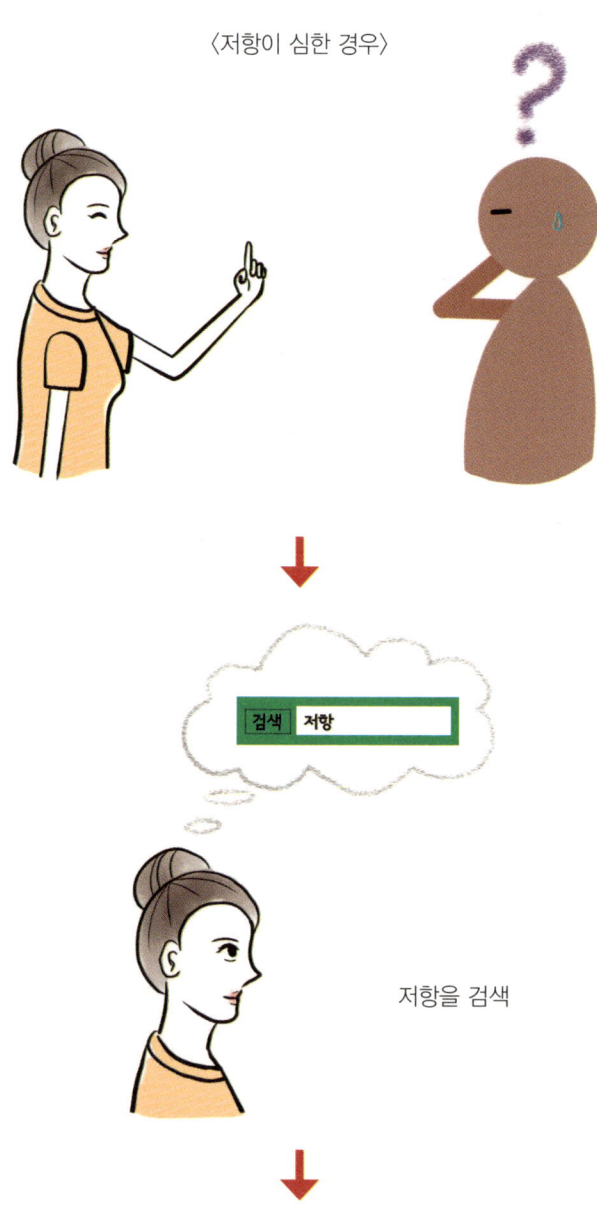

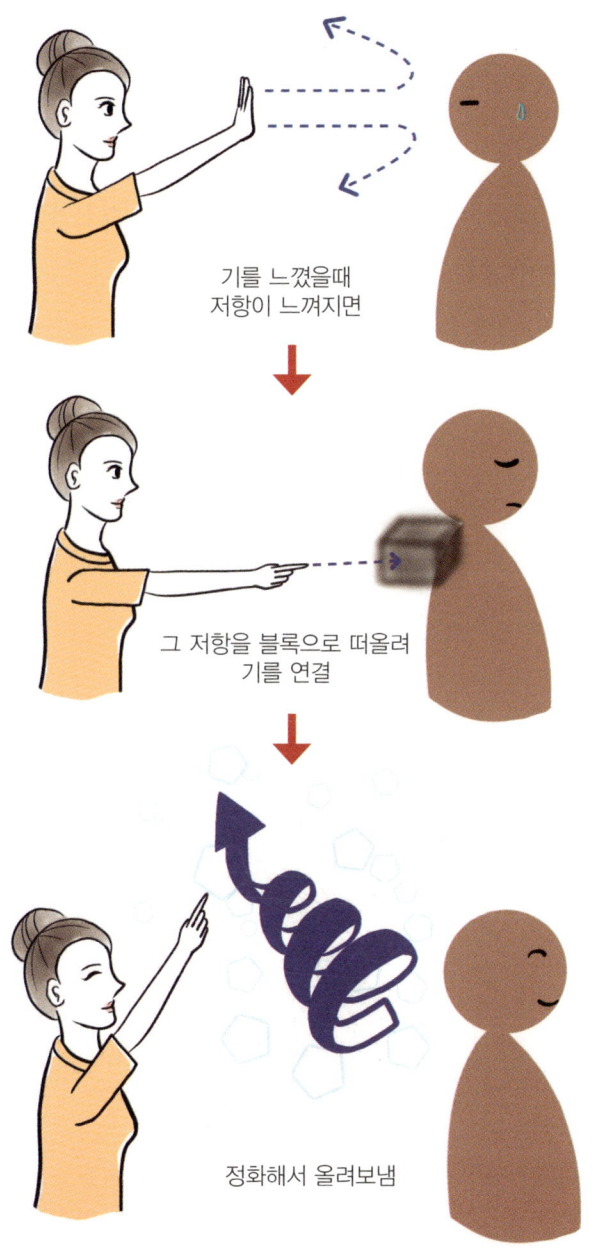

8. 기공 치유 시작하기

많은 경우 스스로 충분히 기를 느낀다 해도 자신이 발하는 기운이 다른 사람들에게 영향을 줄 수 있는지 의구심을 갖게 된다. 그래서 아오키 카츠유키 선생과 아오키 유이치로 선생의 방법을 소개한다. 이 과정은 만일 자신의 발공에 대해서 별다른 의구심이 없다면 따로 해야 하는 것은 아니다. 하지만 확신이 필요할 경우 이를 해보는 것이 도움이 많이 된다. 이 과정에서 신뢰할 수 있으면서 기공에 관심이 있는 친구의 도움이 필요하다. 친구와 함께 다음의 방법으로 기의 객관적인 경험을 해나가면 기공사로서 세상에서 활동하는 것에서 전혀 문제가 없을 것이다.

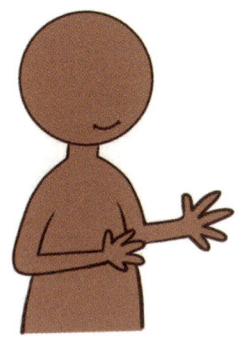

❶ 상대는 접공을 하면서 20cm 정도 양 손을 떼어 기를 느껴본다.

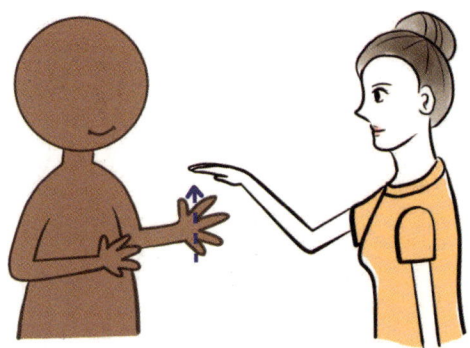

❷ 기공사는 상대의 정면에 서서 친구의 양손 사이에 자신의 오른손을 움직인다. 손바닥을 아래로 향하고 상대의 양 손 사이에 위치한다. 상대의 기운을 전혀 느끼지 못하는 높은 곳까지 아래에서 위로 천천히 올린다. 따뜻하거나 찌릿찌릿하거나 몽글몽글한 감각을 느끼게 된다.
※ 상대의 키가 크다면 상대를 의자에 앉게 하거나 양 손을 낮춘다.

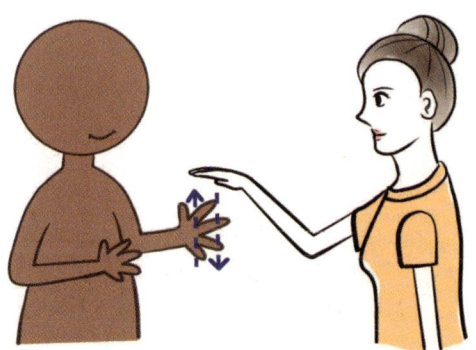

❸ 확인을 위해 손을 조금 더 올려 친구의 기운 밖으로 나가고, 다시 천천히 내려본다. 같은 높이에서 다시 기운이 느껴진다면 육안으로 보이지 않는 기운의 존재가 그곳에 있음을 알 수 있다. 그 위치가 상대의 에너지 경계선이다.

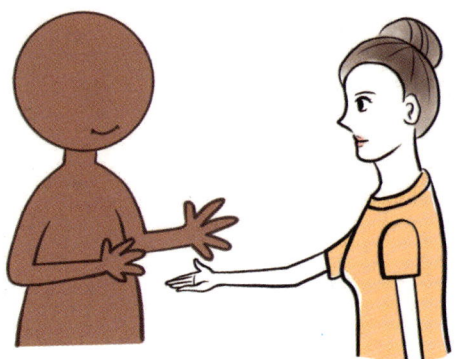

❹ 경계선에서 손을 아래로 내리면 반응이 더 강해진다고 생각한다. 상대의 양 손 사이를 천천히 통과하고, 이번에는 아래쪽 경계선을 느껴본다. 천천히 내려오다보면 반응이 없는 위치가 있다. 그곳에서는 손바닥을 위로 향하게 해서 위아래로 움직이며 아랫쪽 경계선을 느껴본다.

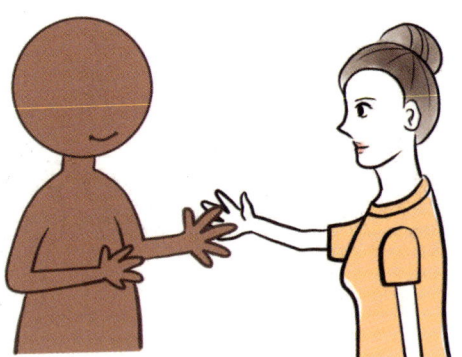

❺ 그리고나서 앞쪽과 양 옆쪽도 체크해 본다. 양 손 주변에 자기장의 에너지장이 만들어져 있는것을 느껴본다.

이렇게 해서 기감이 느껴지면 이번에는 조금 어려운 방법을 하는데 이 방법에서 중요한 것은 상대방의 신체를 컨트롤 하는 것이 아니라 기를 사용해서 상대방의 이완을 만들어내는 것에만 집중을 하도록 한다. 기공사가 먼저 받는 입장이 되는 것이 감각을 서로 느끼기가 쉽다.

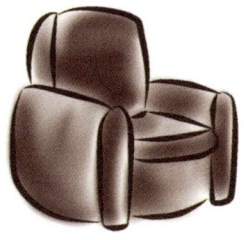

❶ 자신을 이완하면서 상대도 서 있을 수 없을 정도로 이완하게 하는 방법이다. 그러므로 만약을 위해 뒤에 소파나 의자를 놓아 둔다. 그렇지 않으면 불안하여 힘을 뺄 수 없다.

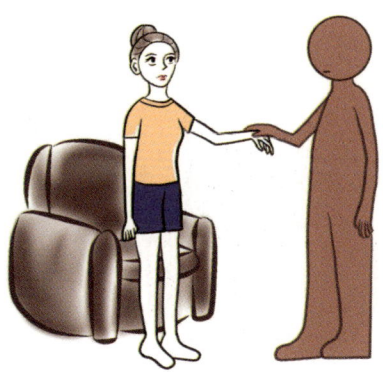

❷ 상대를 마주보게 하고 상대의 왼손이 기공사의 오른 손등을 감싸듯 쥔다. 기공사의 팔 전체에 힘을 빼서 팔이 가볍게 늘어지게 한다.

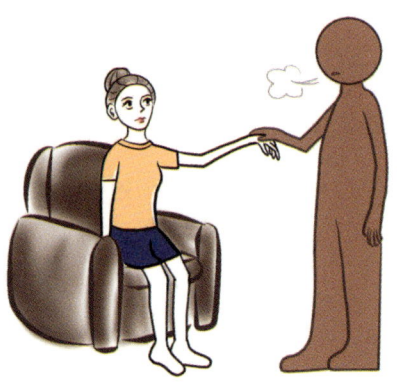

❸ 상대는 전신의 힘을 완전히 빼고 숨을 내쉬면서 몸의 중심에서 손끝까지 이완하며 그 감각이 기공사에게까지 전해지는 상상을 한다. 그러면 기공사도 힘이 빠지며 뒤로 쓰러질 것 같은 느낌이 든다. 교대하여 반복해 본다.

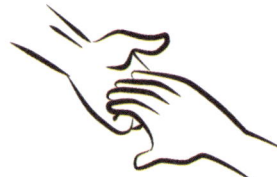

❹ 상대가 오른손을 위로, 기공사의 왼손을 아래로 향하고 힘을 뺀다. 상대는 기공사의 왼손 손가락 두 마디 정도를 아래로 떨어지지 않도록 들어올린다. 접촉부위가 적어도 앞서처럼 이완의 느낌이 전해지는지 체크해 본다. 교대하여 반복해 본다.

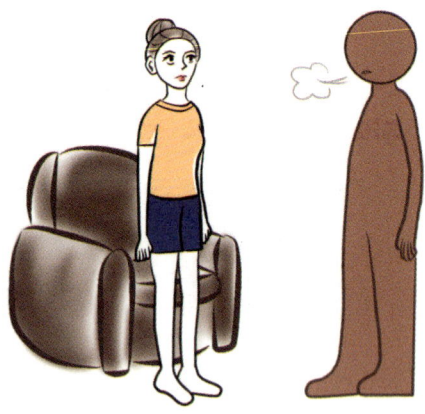

❺ 마지막으로 이번에는 손을 대지 않고 행한다. 접촉 없이도 상대가 이완하는 것으로 기공사도 이완하는 것을 체험해 본다. 교대하여 반복해 본다. - 이완의 감각을 보내는 것으로 기분이 상쾌해지는 느낌이 든다.

이 방법을 통해서 자신의 기운이 충분히 다른 사람의 신체에 작용하는 것을 체험하면 이제 다른 사람들을 치유하는 것에 문제가 없을 것이다.

9. 기-광-음

기공은 주로 기를 다루는 것이다. 하지만 본래 기공의 경지가 높아지면서 빛을 보게 되고 거기에 더해서 정보장을 다루게 된다. 기는 보통 체감각으로 느껴지고 광은 심상이나 이미지나 빛으로 인지가 되며 음은 음파나 파장이나 정보를 직관적으로 알게 되는 것이다. 그렇기에 장심이 열린 후에는 인당이 열려야 하며 이는 의식 속에 빛이 느껴지는 것이다. 인당을 연다는 것은 송과선을 활성화한다는 것이며 이는 어린 시절에 닫혀서 열리지 않던 대천문과 소천문을 여는 작업을 통해서 가능해진다.

하지만 주의할 점은 백회가 아닌 대천문 또는 전천문과 소천문 또는 후천문을 여는 것이라는 부분이다. 이 내용은 【유가심인 티벳밀교 육성취법】에서 자세하게 나오므로 참고를 하는 것이 좋다. 일단 수행 방법으로는 빛의 구슬이 대천문과 소천문 상에서 빛나는 것을 떠올리는 것에서 시작을 한다.

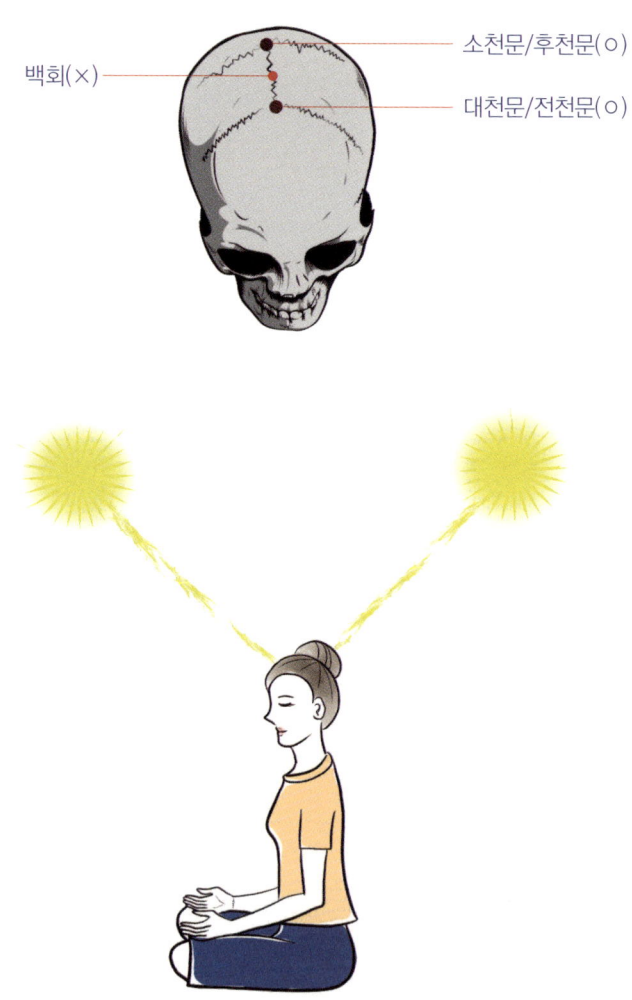

이와 같이 빛을 떠올리며 그 빛이 대천문과 소천문으로 들어온다고 상상을 하며 수련을 하면 머릿속이 밝아지게 된다. 이렇게 빛이 느껴지게 된다면 더 이상 1000까지 세는 것을 하지 않아도 된다. 빛을 떠올리는 것으로 가능해진다. 대개 이 빛은 눈을 감은 상태에서 눈꺼풀 뒤쪽에 보여진다. 이를 지혜의 빛인 혜광이라고 부른다. 이 혜광이 보여지면 기공이 한 단계 더 깊어진 것이다.

대개 혜광은 다음과 같은 형태로 보여진다.

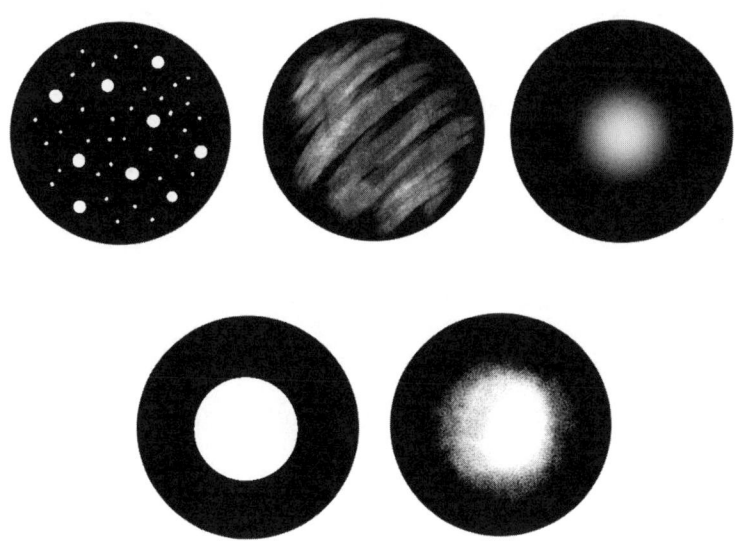

아무리 해도 이러한 빛이 잘 나타나지 않는다면 【기공과 에너지 힐링】의 보조공들 중에 삼보채기공을 행하면 도움이 되며 흑교 태양공이나 옴진동을 행하는 것도 좋다. 하지만 좀처럼 빛이 나타나지 않는다면 다카후지 소이치로 선생이 전한 다음의 방법을 사용하는 것도 가능하지만 이는 오직 기공으로 기감이 충분히 느껴지고 장심이 열린 후에 하도록 한다.

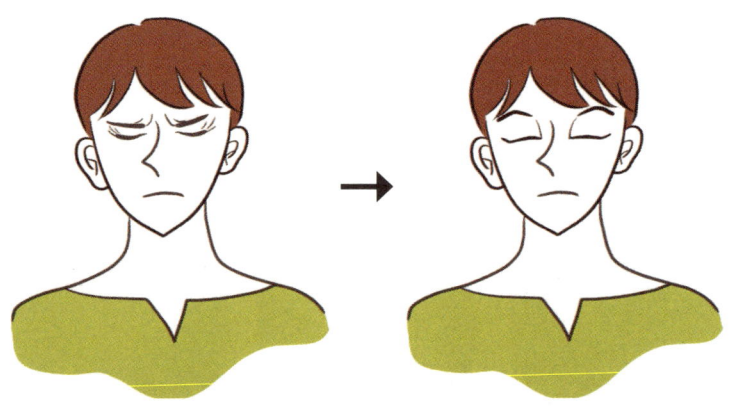

우선 눈을 꼭 감은 후에 눈썹을 위로 올리면서 이완을 시키는 것이다. 그런 후에 편한 상태로 눈을 감으면 빛이 나타나게 된다. 만일 이것으로도 충분하지 않다면 위와 같이 할 때 눈을 꼭 감은 상태에서 손으로 눈을 눌렀다가 손을 떼면서 눈썹을 위로 올리면서 이완을 하도록 한다. 하지만 이 방법은 절대로 자주

해서는 안되며 충분히 혜광이 나타난다면 앞서의 수행을 행하면서 혜광을 안정화 시키도록 한다.

이 혜광은 불교에서 니밋따라고 하며 니밋따를 체험하는 수행법은 스타일 라이프 출판사의 【아우토겐 트레이닝】에 자세히 나와 있으므로 이 방법을 사용하는 것도 한 가지 방법이 된다.

II. 기공 치유 실천

이제 본격적으로 기공 치유를 하도록 한다. 앞서의 방식들을 응용하는 것이며 기본은 언제나 동일하다. 그러므로 우선적으로 기본적인 수련을 꾸준히 하는 것이 가장 중요하며 1000까지 세는 것을 꾸준히 행해야 한다. 입정에 들어가면 1000까지 세는 것이 필요 없다고 하지만 그러한 통찰이 들 때까지는 이를 실행하는 것이 좋으며 이러한 방법이 필요 없어진 이후에도 슬럼프에 들 경우 다시 되돌아와서 시작하는 포인트는 숫자 세기인 것이다.

1. SUD 체크

　SUD란 주관적 고통지수이다. 대개 기공 치유로 고통이 사라진다 해도 그 정도를 정확히 파악을 못 하는 경우가 있다. 그렇기에 SUD 체크를 하게 된다. 방법은 간단하게 말한다면 현재 고통스러운 것을 0에서 9까지 점수를 매기는 것이다. 그러므로 기공 치유를 하기 전에 불편함이나 고통에 대한 주관적인 지수를 0에서 9까지 중에서 어느 정도인지를 스스로 체크하도록 하는 것이다. 하지만 이 점수는 기공사가 체크한 기감과는 다를 수 있다. 그럴 경우에는 기공사의 기감을 우선적으로 채택해서 세션을 진행하도록 한다.

　내담자가 본인의 주관적 고통 지수를 말하고 나면 기공사는 검색어를 '5 이상인가?'로 정하고 기감 체크를 한다. 그런 후에 기감이 느껴지면 5 이상이므로 이번에는 '7 이상인가?'로 정한 후에 기감 체크를 하도록 한다. 이렇게 범위를 좁혀 가면서 기공사가 느끼는 객관적 고통지수를 체크해 두도록 한다. 그리고 내담자가 느끼는 주관적 고통지수가 내려가서 0이 되었다 해도 기공사가 느끼는 객관적 고통지수가 0이 아직 안되었다면 세션을 계속해서 진행한다. 하지만 만일 기공사가 느끼는 객관적 고통지수가 0이 되었다 해도 내담자가 느끼는 주관적 고통지수가 아직 0이 되지 않았다면 내담자의 문제는 내담자가 말한 것 외에 다른 부분들도 있는 것으로 볼 수 있다.

2. 원석 치유

원석은 고유의 치유 에너지를 가지고 있으며 또한 높은 파장대의 기운을 오랫동안 간직하기에 많은 기공사들이 애용하는 치유 도구이기도 하다. 대개 원석을 구입하면 다음과 같은 방법으로 사용하는 것을 권장한다. 정화, 초기화, 프로그래밍, 충전의 4단계를 진행하도록 한다.

우선 해당 원석이 어떠한 사람들의 손을 거쳐서 내게 왔는지 알 수 없다. 그러므로 우선 검색어를 좋지 않은 기운으로 해서 기감을 체크한다. 그런 후에 좋지 않은 기운이 있다면 기운을 연결해서 정화를 한다.

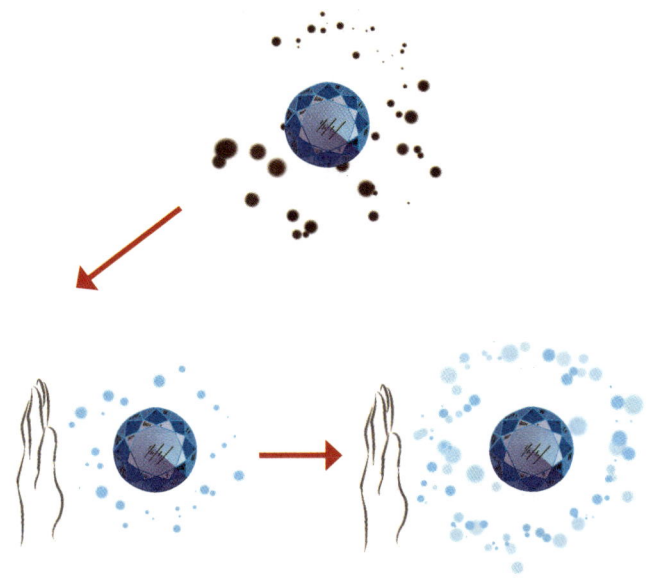

　다음으로는 초기화인데 이 부분은 원석 자체에 특정한 기능을 프로그래밍 해 놓은 경우가 있어서이다. 이는 의도적으로 영적인 능력이 있는 사람이 그 원석의 능력을 증폭시키기 위해서 하는 경우도 있지만 원석이 염이 강한 사람이 가진 염에 감염이 되는 경우도 있다. 어느 쪽이든 기공사가 자신의 방식으로 원석을 프로그래밍 하기 위해서는 정화 후에 초기화를 하는 것이 좋다. 이 역시도 특정 목적이나 의도를 가진 프로그램이 있는지를 기감으로 체크한 후에 이를 기공으로 초기화하는 것이다.

Ⅱ. 기공 치유 실천

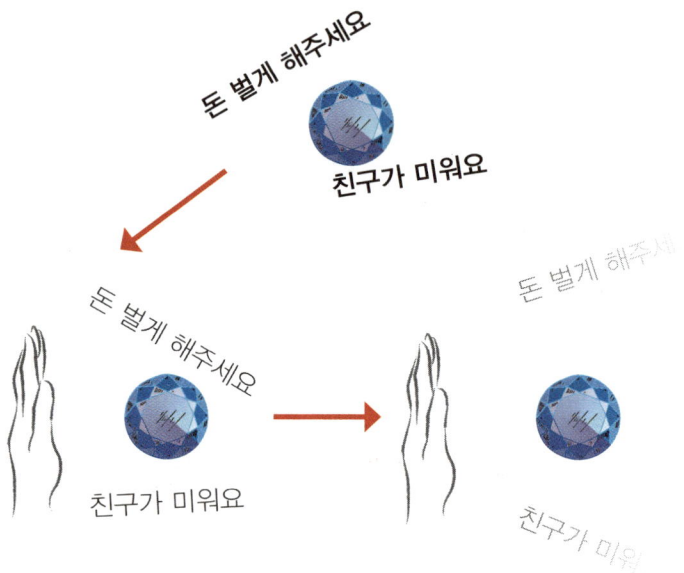

　　초기화가 된 후에는 원석에 특정 의도를 가지고 이를 프로그래밍한다. 이는 앞서 설명한 포기와 조장과 대공과 급공이 된다. 우선적으로 기를 외부로 산포하기에 포기가 되며 이어서 주위의 여러 가지 물건들 중에서 원석만이 기의 영향을 받도록 하기에 조장이 된다. 또한 이제 특정 목적을 가진 의도를 프로그래밍하는 기운이기에 대공이 되며 마지막으로 이 원석이 기공을 전달하는 매개물이 되므로 급공이 된다.

이렇게 프로그램이 완성 된 후 여기에 높은 대역의 기를 연결한다. 방법은 의도가 들어가지 않은 순수 에너지를 연결하는 것이며 공경하는 마음을 높이면 높일수록 더 높은 대역의 에너지가 작용을 하게 된다. 이러한 과정을 거쳐서 원석이 여러 가지 방법으로 사람이나 공간이나 자연을 돕는 도구가 되는 것이다.

3. 그 외의 치유 도구 만들기

여러 가지 도구들이 원석처럼 기공을 전달하는 매개물이 될 수 있다. 앞서의 종이 인형도 그러한 것의 한 가지가 된다. 일반적으로 재질 상 금은 기운을 보해주는 것이며 은은 기운을 깎아내지만 주로 안 좋은 기운을 빼내는 역할을 한다. 동은 일반적으로 기운을 막고 차단하는 기능을 갖는다. 또한 모양상으로 선이나 줄이나 끈이나 철사 같은 것은 연결하는 기능을 갖는다. 면이 넓은 것은 확산을 하는 것이며 관은 막힌 것을 뚫어주는 역할을 하며 봉은 특정 방향으로 기운이 흐르도록 한다. 그러므로 이러한 것을 조합해서 도구를 만들어서 기공으로 정화와 초기화와 프로그래밍과 충전을 해서 사용할 수 있다. 그 외에 물이라든지 특정 나무 등등을 매개물로 치유 도구를 만들 수 있다.

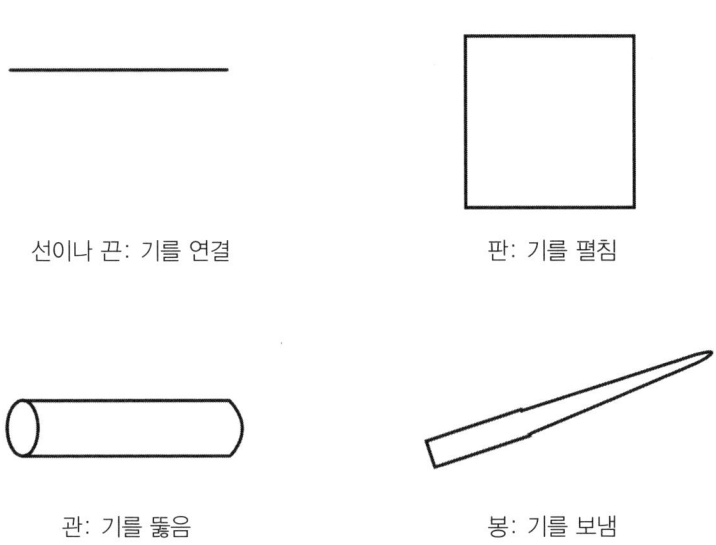

선이나 끈: 기를 연결

판: 기를 펼침

관: 기를 뚫음

봉: 기를 보냄

4. 운을 바꾸고 축복 해주기

사람들은 자신만의 꿈을 가지며 그 꿈을 이루고자 한다. 하지만 여러 가지 상황적으로 그것이 힘이 드는 경우가 많이 있다. 기공은 이러한 꿈을 꿀 때 발생하는 기운의 교란 현상을 치유할 수 있다. 그러므로 특정 목적에 마음을 둘 때 발생하는 기운의 교란을 정돈하고 정화해서 그 꿈을 향해서 기운이 바르게 흐를 수 있도록 도와줄 수 있는 것이다. 이러한 축복을 서구에서는 '딕샤'라고 한다.

1) 상대방의 소원을 듣고 그에 대해서 잠시 마음속에 그려본다.

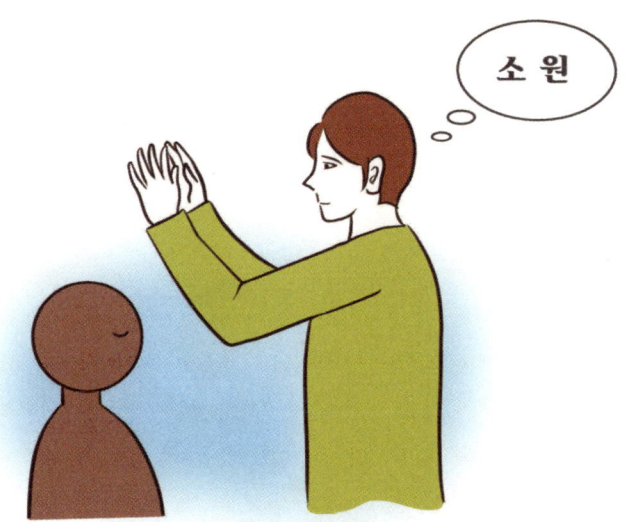

2) 마음을 가라앉히고 기공을 시작한다.

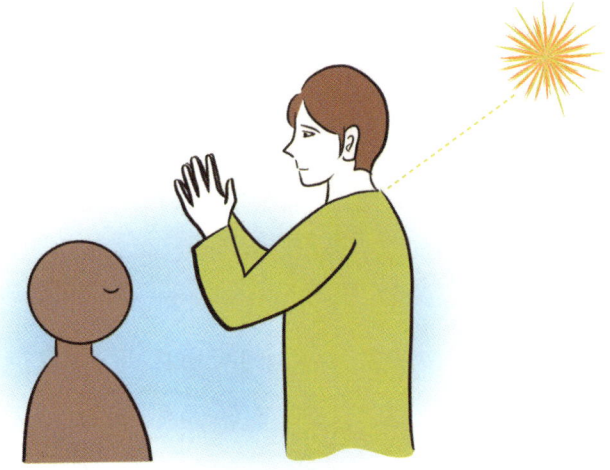

3) 기운이 충분히 연결이 되면 서서히 손으로 기운을 이동시킨다.

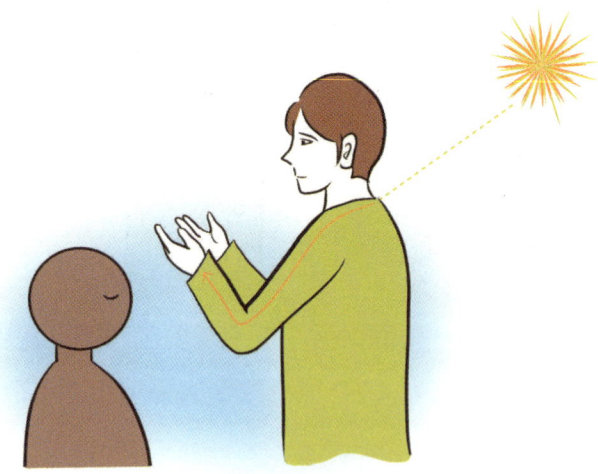

4) 상대방에게 기를 연결하고 1000까지 센다.

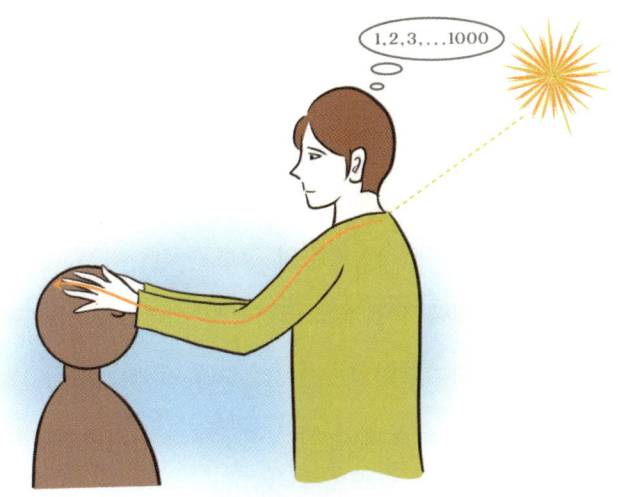

5. 정보 전사

기공을 많은 경우에 에너지를 전달하는 것으로 이해를 한다. 하지만 현대에는 에너지라기보다는 정보로 이해하는 경향이 늘고 있다. 그렇기에 기는 강하냐 약하냐의 문제가 아니라 얼마나 적절한 정보를 전달하는가가 더 중요하다고 보는 견해이다. 이것에 바탕을 두고 직접 치유와 간접 치유가 나오게 된다. 직접 치유는 지금까지 대부분의 기공 치유에서 사용하는 방식이다. 만일 차가운 기운이 문제를 일으킨다면 기공사는 반대로 따뜻한 기운을 연결해서 그 문제를 해결한다. 하지만 간접 치유의 경우에는 반대로 오히려 찬 기운의 정보를 전달하는 것이다. 본래 인간은 자기 치유력이 있기에 밸런스가 깨졌다면 스스로 밸런스를 찾아가야 한다. 만일 찬 기운에 노출이 되었다면 스스로 열을 발생시켜서 찬 기운을 몰아 내야 하는 것이다. 하지만 그렇게 하지 못하기에 문제가 있는 것이다. 이는 그 사람의 신체가 찬 기운이 들어와 있는 상태를 정상으로 인지하기에 그런 것이다. 그렇기에 오히려 찬 기운의 정보를 그 사람의 신체에 입력하는 것으로 그 사람의 신체가 지금 밸런스가 깨졌음을 인지하고 스스로 열을 발생 시켜서 자기 치유를 하도록 가이드를 하는 것이다. 어떠한 방식이 옳은 것인가는 정해진 바가 없지만 대개의 경우 정기가 허해져서 보해주는 것이 필요할 경우에는 직접 치유를 하고 사기가 실해져서 나쁜 기운을 몰아내야 할 경우에는 간접 치유를 하는 것이 효과적이다. 또한 저항이 심할 경우 저항을 넘어서려 하지 말고 저항이 있다는 정보를 주는 것으로 스스로 저항을 사라지게 하도록 가이드하는 것도 가능하다.

그러므로 직접 치유와 간접 치유를 모두 사용할 수 있는 기공사는 정말로 다양한 치유를 가능하게 할 수 있는 것이다.

[간접 치유 이론]

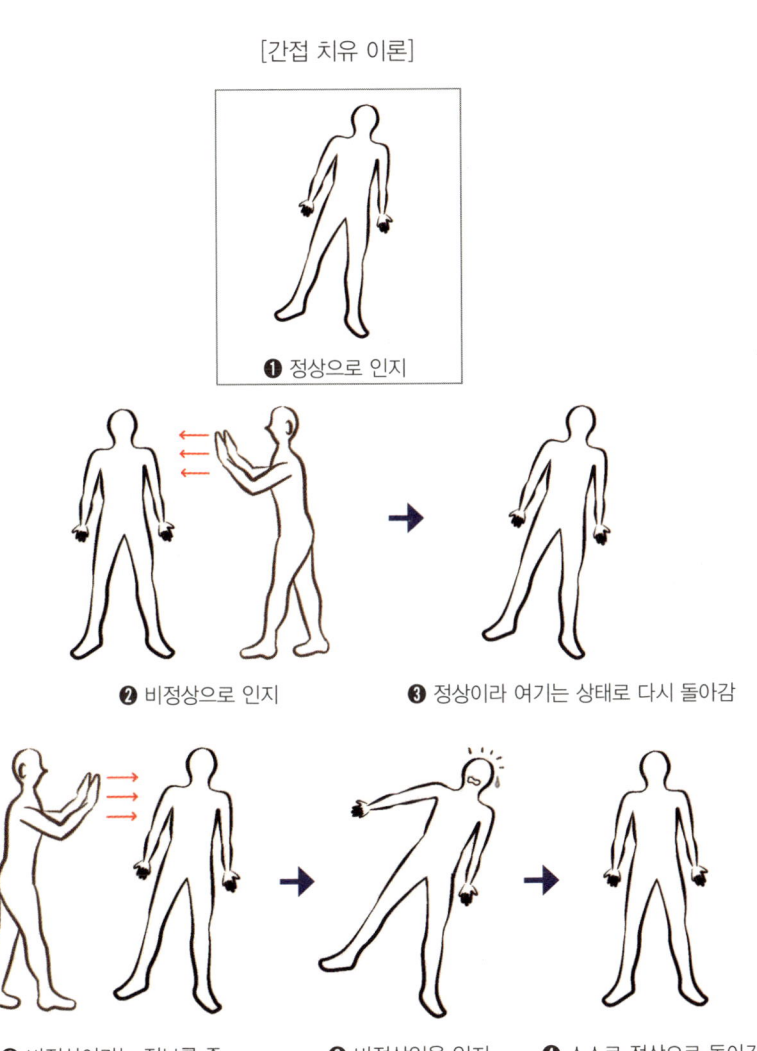

기공 치유를 한다는 것은 우선 기공 능력을 배양하고 기감 체크를 할 수 있도록 훈련을 한 후에 직접 치유를 할 것인지 간접 치유를 할 것인지를 선택해서 행한다는 것을 의미한다. 또한 이 방법은 풍수 등에도 동일하게 적용을 할 수 있다.

6. 기감 풍수

기감 체크를 할 때 체크하려는 기운을 검색어처럼 마음속에 두고 체크를 하는 것이라고 했다. 이 방법은 단순하게 사용할 때에는 괜찮지만 좀 더 심도 있는 기운 체크를 할 때에는 집중이 흐려져서 정확도가 떨어지는 경우가 있다. 그래서 사람의 기운을 느끼는 경우에는 의도만으로 기감 체크를 하지만 풍수에서 대지의 기운이나 자연계의 기운을 느낄 때는 해당 상응 물질을 손에 들거나 먼저 잠깐 접촉한 후에 기감 체크를 한다.

풍수는 다음의 4가지 기운을 구분할 수 있으면 된다. 음기와 양기와 생기와 살기가 그것이다. 양기는 대개 용맥이라고 하는 대지의 기운을 말한다. 반대로 음기는 무기룡이라고 해서 오히려 해를 주는 기운의 흐름이 된다. 양기의 상응 물질은 대추나무와 향나무이다. 그러므로 대추나무나 향나무 조각을 손에 들고서 해당 지역의 기감을 체크하면 용맥을 알 수 있다. 음기의 상응 물질은 은행나무와 등나무이다. 은행나무와 등나무가 인체에 해롭다는 것이 아니라 자연계에서 음기에 반응을 하는 물질이라는 의미일 뿐이다. 다음으로 이렇게 용맥의 기운이 맺히는 혈자리를 생기가 모인 곳이라고 하고, 반대로 혈자리 근처에 반대로 안 좋은 기운이 모이는 곳을 살기가 어린 곳이라고 한다. 생기는 크리스탈이 상응하고 살기는 납이 상응을 한다. 이는 혈자리에 좌향을 잘못 사용해서 시신의 누운 방위와 혈처에 들어오는 기운의 방향이 안 맞아도 생기가 살기로 바뀌게 된다. 이 역시 동일한 방법으로 체크를 하게 된다.

만일 수맥 등의 좋지 못한 기운이 느껴질 경우 앞서의 여러 가지 도구에 기운을 충전해서 묘소 근처에 설치를 하는 것으로 그 흉함을 막고 길함을 강화하는 방법이 될 수 있다.

7. 빙의 치유

빙의령을 찾는 방법에 대해서는 이전 서적인 【기공과 에너지 힐링】에서 다루었다. 다만 그 서적에서는 따로 빙의를 치유하는 방법을 언급하지는 않았다. 빙의령을 사람의 몸에서 떼어내는 과정을 제령 또는 퇴마라고 하고, 이렇게 떨어져 나온 영가를 빛으로 돌려보내는 것을 정령 또는 천도라고 하며, 여기서는 미국의 도사 제리 알란 존슨 선생의 방법을 소개한다. 우선 내담자의 몸이나 특정 공간에 영적인 존재가 있다면 다음과 같은 수인으로 기감 체크를 한다.

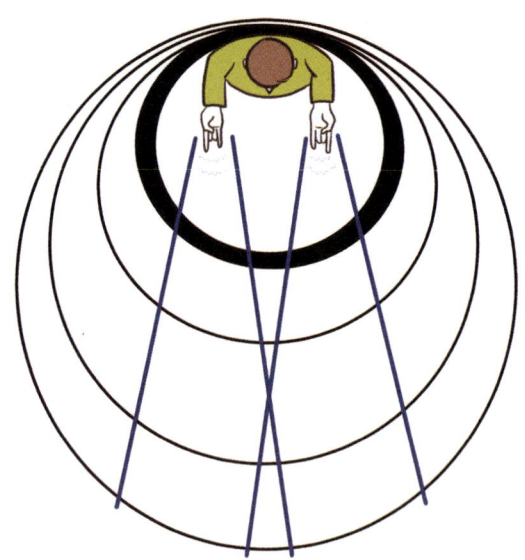

그런 후에 기감이 느껴지면 천천히 그 영역을 좁히면서 다음과 같이 잡도록 한다.

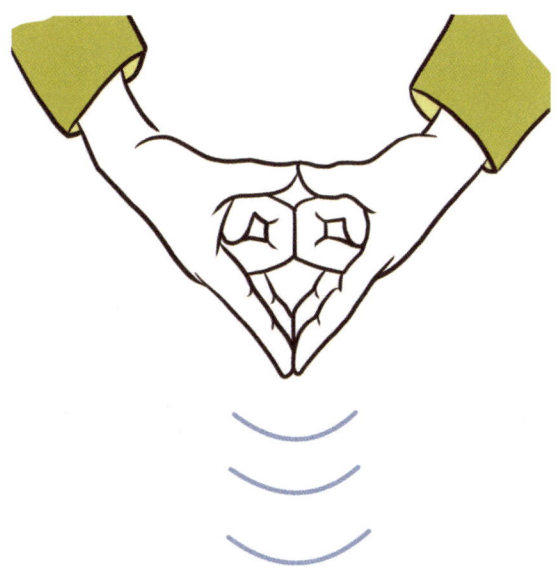

빙의령의 경우 자아를 가지고 있기에 이러한 방식으로 기감 체크를 하지 않으면 기감 체크를 하는 도중에 도망치거나 숨어 버리게 된다. 그러므로 기감 체크와 동시에 이렇게 포획을 해야 한다. 이렇게 포획을 했다면 그 사람이나 장소로부터 끌고 와서 기공사 앞에 자리하도록 한다. 기감만 느껴지면 되며 영가의 모습을 보지 못해도 상관이 없다. 인당이 열린 경우라면 내면에 영가의 모습이 떠오르게 된다.

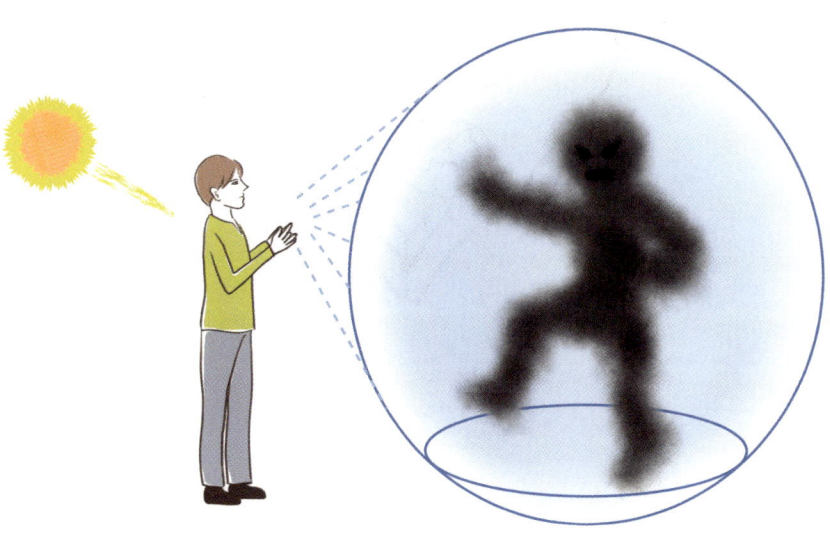

영가를 포획해서 끌고 나왔다면 이제 그 영가에게 기공을 해 주도록 한다.

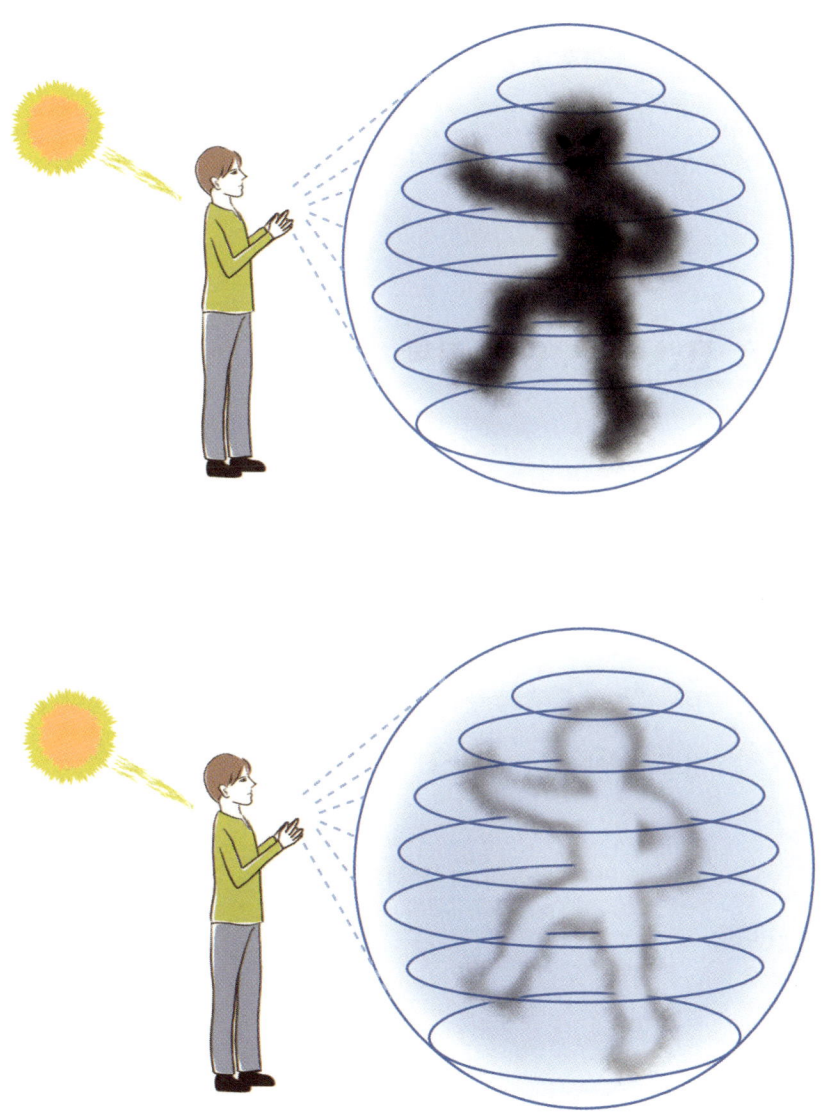

II. 기공 치유 실천

그 영가의 느낌이 사라지게 되면 천도가 된 것이다. 이와 같이 기공을 제대로 운용할 수 있다면 빙의 치유는 그렇게 어려운 것은 아니다.

8. 진언, 주문, 언령, 자파

언어에는 힘이 담겨 있다고 한다. 이를 언령이라고 칭한다. 특히 전통적으로 주문이나 진언이나 염불이나 자파 등등의 방법은 큰 공효를 가진 것으로 알려져 있다. 하지만 일반인들이 아닌 전문 수행자들이 수행의 결과로 얻는 힘으로 알려져 있다. 하지만 기공사의 경우 기공을 사용해서 이를 행하면 된다.

다음의 방법은 미국의 도사 제리 알란 존슨 선생이 전한 것이다.

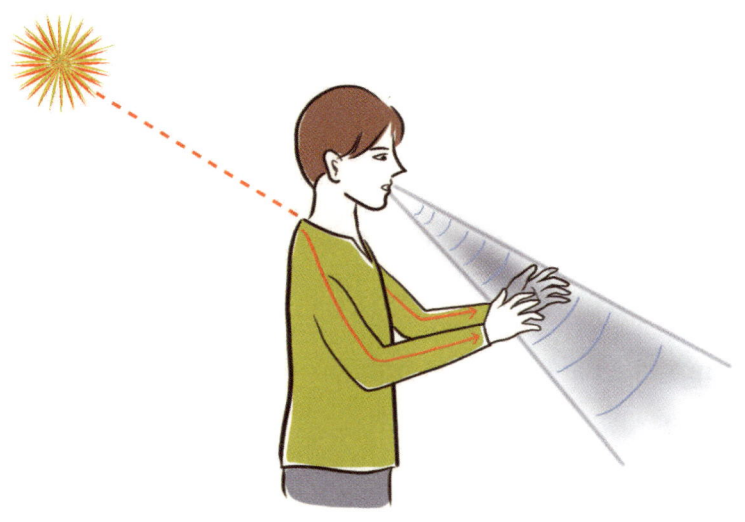

　언제나와 동일하게 등 뒤쪽에서 대추혈로 기운이 연결되도록 한 후에 어깨를 지나 손바닥으로 기운이 흐르도록 한다. 그리고 손바닥에 모여진 기운을 통과하도록 발성을 하면 된다. 다음과 같은 만트라나 진언들을 사용할 수 있다.

[힌두교 계통의 만트라]

◎ The Esotoeric Lakshmi Mantra : 풍요를 막는 카르마를

정화하는 만트라

> Om Gum Shirim Maha Lakshmiyei Swaha
> 옴 검 슈림 마하 락슈미예에 스와하

◎ The Mantra of Kubera : 현재의 풍요로움이 영원하도록 하는 만트라

> Ha Sa Ka La E I La Hrim
> 하 사 카 라 이 아이 라 흐림

[불교 계통의 진언]

◎ 문수보살 진언 : 머리를 밝히고 지혜로워지는 진언

> Om A Ra Pa Cha Na Dih
> 옴 아 라 파 차 나 디

◎ 심경 진언 : 마음과 의식의 힘을 강화하는 진언

> Gate Gate Paragate Parasamgate Bodhi Svaha
> 가테 가테 파라가테 파라삼가테 보디 스바하

◎ 녹로모 진언 : 생명력을 깨우는 진언

> **Om Tare Tuttare Ture Svaha**
>
> 옴　타레　투타레　투레　스바하

◎ 칠불 멸죄 진언 : 죄업의 소멸과 기억의 정화를 하는 진언

> **Lipa-lipate Kuha-kuhate Tara-lite Niha-rate**
>
> 리파–리파테　쿠하–쿠하테　타라–리테　니하–라테
>
> **Vimalite Svaha**
>
> 비말리테　스바하

◎ 약사여래 진언 : 병고에서 해방되는 진언

> **Om Baisjye Baisjya Samudgate Svaha**
>
> 옴　바이사제　바이사자　사무드가테　스바하

그 외에 다크아트 출판사에서 출간된 【내림굿의 배신】에 나오는 주문법들은 모두 이렇게 사용을 할 수 있다. 그 외의 여러 가지 소리를 사용하는 기법들은 이 방법으로 모두 다 작동이 된다.

9. 치유 세션 예제

1) 원격 치유

우선 앞서의 장에서 설명한 기공 매개물로 내담자의 기를 연결한다. 그리고는 많은 경우 다음과 같은 신체 모형도를 놓고서 기체크를 한 결과를 표시한다.

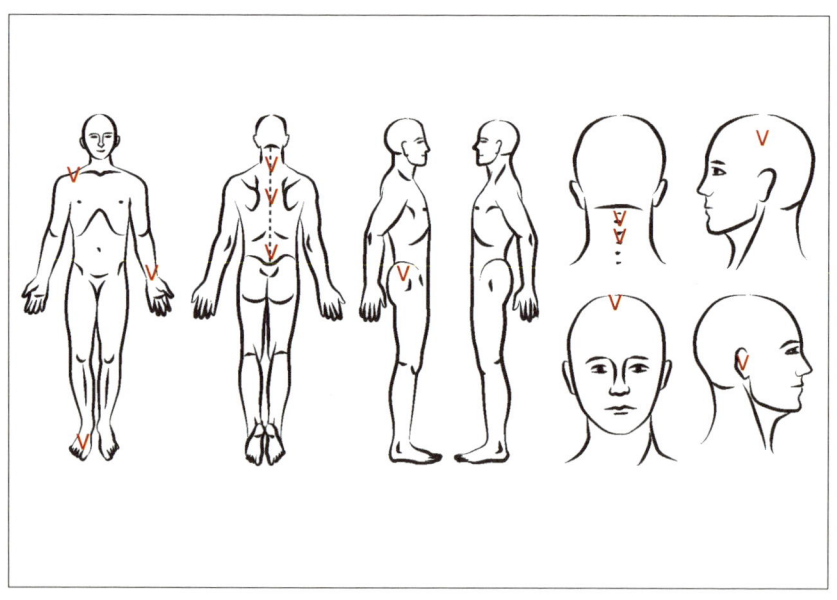

[기체크의 예]

그런 후에 안 좋은 정도에 대한 SUD를 적어 둔다. 방법은 역시 새로운 검색어를 사용하는 것이다. '이곳의 안 좋은 정도가 0~9 스케일 중에서 5 이상인가?' 이러한 방식으로 한다. 만일 5 이상이라면 다음에는 7 이상인지를 체크한다. 만일 아니라고 하면 5와 6중에 하나이므로 '5인가?' 라고 질문을 하고 체크해서 기감 반응이 나오면 SUD는 5인 것이다. 그리고 나서 기의 매개물에 기치유를 히도록 한다. 끝난 후에는 다시 SUD를 체크한다. 0이 되면 치유가 완료된 것이다.

좌측 머리 탁기 : 5 → 0
우측 어깨 빙의 : 7 → 0
좌측 무릎 기체 : 4 → 0

이러한 방식의 리포트를 정리해서 내담자에게 보내주도록 한다. 여러 번 반복하지만 기공 치유는 에너지장의 치유이지 해당 증상을 치료하는 것이 아니다. 그러므로 세션을 시작하기 전에 이 부분에 대해서 내담자가 충분히 이해하도록 하는 것이 좋다.

여기에 더해서 재물 운, 이성 운, 출세 운 등등에 대해서도 유사한 방식의 세션이 가능하다. 기공사는 주술사가 아니므로 해당

운기에 대한 기운 조절을 할 뿐이다. 그러므로 재물 운으로 해서 SUD를 체크하고 세션 후에 그 에너지의 활성도를 체크한다.

재물 운 : 4 → 7
이성 운 : 5 → 9

이러한 방식의 리포트를 보내주는 것이 된다.

그리고 개인적인 에너지 스팟을 찾아 주는 것도 가능하다. 지도를 놓고서 내담자의 기 매개물을 한 손에 들고 이 내담자의 에너지 수준을 높일 수 있는 장소를 검색어로 해서 지도상에서 스캔을 하는 것이다. 이렇게 해서 에너지 스팟을 찾아 줄 수 있다. 또한 택일도 동일한 방법으로 가능하다. 달력을 놓고서 에너지 스팟을 찾는 것과 같은 방식으로 파워 데이를 찾을 수 있는 것이다.

III. 초범 입성 과정

　기공의 세계에는 여러 가지 신비로운 부분들이 있다. 그중 한 가지가 신선들이 행한다는 선술들이 된다. 특히 기문둔갑과 관련해서 이러한 방법들이 전승되고 있다. 다음의 방법들은 시간과 공간을 초월하는 방법들이기도 하지만 주관과 객관의 세계가 둘이 아니며 개인이 체험하는 것이 타인이나 세상과 공유가 된다는 것을 보여주는 것이다. 기공사의 범주를 넘어서는 것이지만 기공으로 도달하는 세상에는 이러한 것이 있다는 것을 소개하는 의미가 있다고 본다. 이 과정은 장심과 인당이 열려야 행할 수 있다.

1. 식신사역과 의식투영술

식신은 일반적으로 식반 상에 조림하는 신을 의미한다. 여기서는 육임의 12천장으로 행하지만 특별히 12천장만으로 국한되어서 사용되는 방식은 아니다. 기문둔갑의 팔장신이나 구성기학의 팔장신도 가능한 방법이다. 중요한 것은 해당 신의 모습에 대한 이미지가 잘 잡혀 있는가 하는 부분이다. 여기서는 다카후지 소이치로 선생의 이미지와 저자가 스승님께 배운 이미지를 함께 정리해 보도록 하겠다.

[핵심어]

귀인	고귀함
등사	놀람
주작	구설시비와 문서
육합	화합과 결혼
구진	일이 정체됨
청룡	재물
천공	공허함
백호	사고나 상처와 교통과 통신과 투쟁

태상	공적인 일
현무	음험하고 숨겨진 일
태음	사사로운 일
천후	도화

[이미지]

귀인	우아한 귀공자 (천신)
등사	호전적인 무사 (불꽃의 뱀: 살라맨더와 흡사)
주작	화려한 관복을 입은 동안의 냉정하고 지성적인 문관 (불꽃의 새)
육합	온화한 중년의 공무원 (천지사방의 균형)
구진	마르고 험난한 삶을 이어온 노인 (등이 굽은 파충류)
청룡	당당한 기세를 가진 고관 (푸른빛의 용)
천공	허무함을 얼굴에 떠올리고 있는 중년 (가을 하늘)
백호	온몸에 상처가 있는 전사 (흰빛의 호랑이)
태상	보수적인 고위급 관리 (고관)
현무	음험한 밑 거래를 하는 중년 (거북이와 뱀-파충류와 양서류: 냉혈 동물)
태음	섹시녀 (달)
천후	미소녀 (별)

[색상]

귀인	하늘색
등사	흑회색
주작	빨간색
육합	노란색
구진	갈색
청룡	녹색
천공	회색
백호	은색
태상	갈색
현무	검은색
태음	흰색
천후	핑크

이렇게 이미지가 이해가 되었으면 이제 기공을 시작한다. 양손을 서로 마주하게 한 후에 기운을 두 장심 사이에 모이도록 한다.

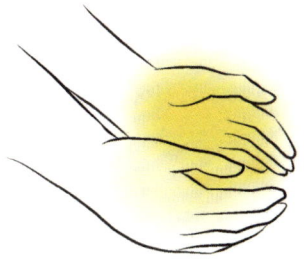

그리고 서서히 머릿속의 이미지를 기운에 투영을 한다. 이때 이미지가 선명하게 보이지 않아도 되며 머릿속의 이미지의 뉘앙스가 손 사이에서 느껴진다는 정도면 된다. 예를 들면 귀인의 경우 하늘색의 우아한 귀공자에 고귀함이라는 이미지를 가지고 있다. 손바닥 사이의 기운에서 그러한 기분이 드는 정도면 된다.

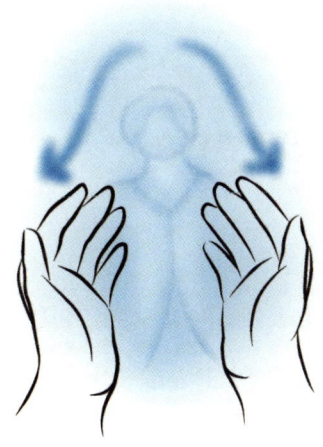

이렇게 그 기운이 느껴지면 사용방법은 두 가지이다. 하나는 정보장의 세계로 보내서 무언가 기운의 흐름을 바꾸게 하는 것이고, 다른 하나는 기공사 자신에게 들어오게 해서 그 능력을 기공사의 기장에서 발휘되도록 하는 것이다. 예를 들면, 남성 기공사가 여성에게 매력이 있는 남성이 되고 싶다면 귀인을 자신의 기의 장에 겹쳐지도록 하고, 반대로 여성 기공사가 남성에게 인기 있는 여성이 되고 싶다면 천후를 자신의 기의 장에 깃들도록 하는 것이다. 하지만 만일 금전 운을 높이기를 원한다면 청룡을 정보장의 세계로 보내는 방식을 취한다. 이렇게 생성해 낸 존재들은 가능하면 1년 이상 유지시키지 말도록 하고 다시 양손 사이에 두고서 소거를 시킨다.

2. 팔문둔갑과 공간변환술

팔문은 기문둔갑의 대표적인 이미지이며 선술의 백미라고 할 수 있는 것이다. 주로 이형의 공간을 만드는 것이며 강력한 기의 장의 만들어내는 것이다. 일단 간단히 팔문둔갑 또는 은형둔

갑에서의 팔문의 이미지를 보도록 하겠다. 일단 팔문은 방위를 의미한다.

```
          남
      ┌───┬───┬───┐
      │ 杜 │ 景 │ 死 │
      ├───┼───┼───┤
  남  │ 傷 │   │ 驚 │  서
      ├───┼───┼───┤
      │ 生 │ 休 │ 開 │
      └───┴───┴───┘
          북
```

아래쪽의 휴문이 북쪽이다. 그러므로 각문의 기운을 처음에 느끼려면 해당 방위를 등 뒤에 두고서 기공을 실행하면 된다. 앞에서 기감을 느끼며 기공 수행을 하는 방법처럼 행하는데 등 뒤의 기운의 근원에 해당 팔문이 열리고 그곳의 기운이 오는 것을 느끼도록 한다.

休門	휴식의 공간
生門	생명이 깨어나는 공간
傷門	전투적 주술 공간
杜門	운둔과 신비 공간
景門	현실과 환각의 공간

死門	카르마와 천명과 신비지식의 공간
驚門	두려움과 접힌 부분의 실체화 공간
開門	푸른 하늘처럼 열리고 바른 기운이 있는 공간

 이렇게 해서 해당 개운의 느낌이 느껴진다면 다음 단계는 방위와 무관하게 등 뒤에 해당 문을 열고 그 기운을 대추혈로 받아서 손바닥으로 자신 앞의 공간에 보내도록 한다. 그리고 공간의 기장이 열리는 것을 떠올리며 그 공간으로 걸어 들어가면 주위의 기의 장이 해당 문의 기운의 공간으로 바뀌게 된다.

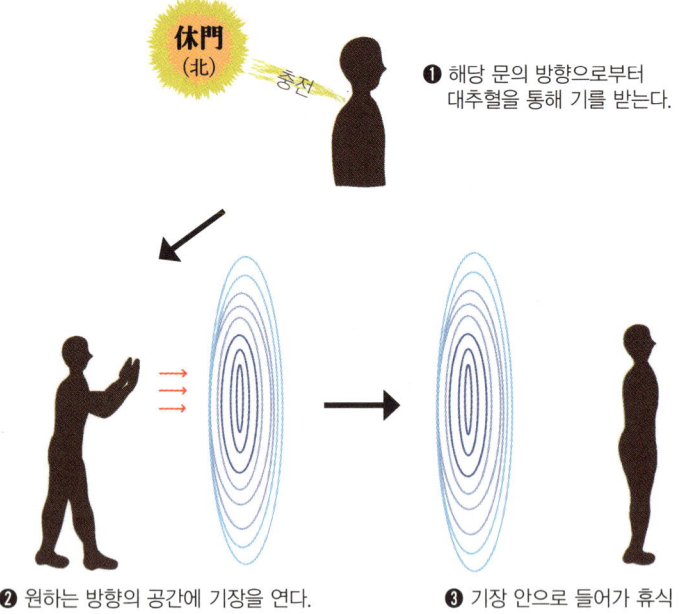

❶ 해당 문의 방향으로부터 대추혈을 통해 기를 받는다.

❷ 원하는 방향의 공간에 기장을 연다.

❸ 기장 안으로 들어가 휴식

3. 구궁진법과 시간전이술

이 방법은 우선 앞서의 풍수에서 사용한 것처럼 상응 물질을 가지고서 어느 방위에서 그 기운이 반응하는지를 체크하도록 한다. 탐랑 1백성(백동/은박지와 나무), 거문 2흑성(흙/향), 녹존 3벽성(나무), 문곡 4록성(풀잎/넝쿨), 염정 5황성(납), 무곡 6백성(스테인리스), 파군 7적성(보통 쇠), 좌보 8백성(스테인리스와 향), 우필 9자성(백동과 황동)의 상응 물질은 풍수가 황남송 선생이 정리한 것이다.

다음의 사이트에 방문한다.

마이럭 프로그램 : http://www.myluck.co.kr/

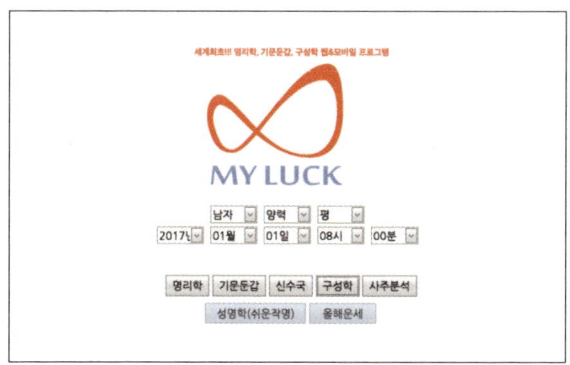

이와 같은 메인 화면에서 현재 시간을 놓고 '구성학' 메뉴를 클릭한다.

[時盤]

巽 4	離 9	坤 2
震 3	中 5	兌 7
艮 8	坎 1	乾 6

위와 같이 시반(時盤) 포국도를 보도록 한다. 위의 포국도에서 1백수성은 북쪽에 있다. 그러면 1백수성의 상응 물질인 은박지를 손에 들고 북쪽에서 기감을 느끼도록 한다. 이렇게 해서 하나씩 모두 해보도록 한다. 중궁은 하늘이나 땅을 향해서 기감을 느낀다. 이렇게 구궁의 검색어를 사용하며 손에 해당 상응 물질을 들고서 구궁의 기운이 잘 느껴지도록 훈련을 한다. 그리고 나중에는 위의 포국도가 없이 손에 해당 상응 물질을 들고서

어떤 방위에 그 기운이 도래했는지를 맞출 수 있는지를 훈련해 보도록 한다. 이것이 가능해지면 이제 시간축을 전이시킬 수 있게 된다.

검색어를 선정하는 것으로 다른 기감을 체크할 수 있음을 이미 설명했다. 그러므로 시반만이 아니라 일반이나 월반이나 년반까지도 마찬가지로 기감으로 어떤 방위에 어떤 구궁의 기운이 있는지를 알 수 있는 것이다. 그러면 이제 특정 시간 축을 변경하려면 그 해, 그 달, 그 날, 그 시간의 구궁의 배치를 기공으로 재구성을 하면 된다. 만일 과거에 상처를 입었던 날이나 시간까지 알 수 있다면 그 기의 장을 그 시간으로 되돌렸기에 직접적으로 해당 상처가 발생한 기장을 구성한 것이 되며 거기에서 기공 치유를 행하면 훨씬 간단하게 치유가 일어나게 된다. 또한 미래의 어느 시점에 어떠한 일이 발생할 가능성이 높은지도 해당 시간대로 구성 방위를 바꾸어서 간 후에 검색어를 바꾸어 가며 체크할 수 있다. 익숙해지면 마음을 먹는 순간에 시간 축을 변경할 수 있게 되는 것이다.

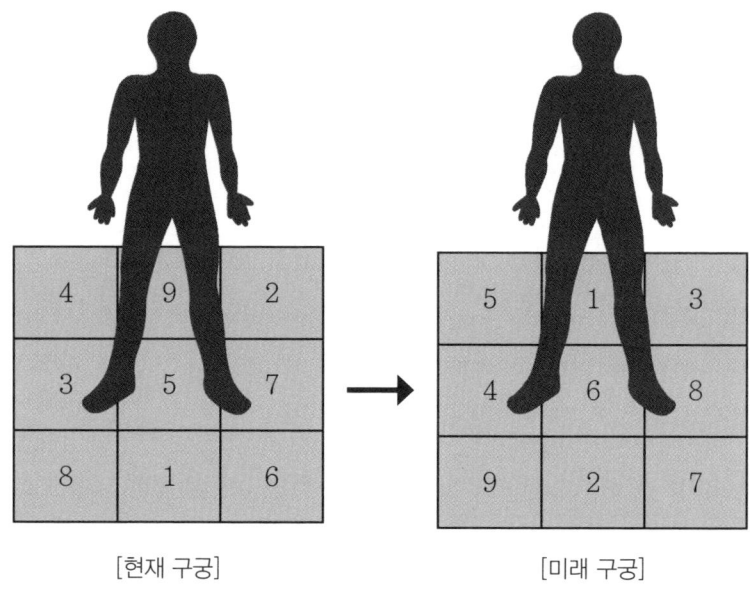

[현재 구궁]　　　　　　[미래 구궁]

　식신사역과 팔문둔갑과 구궁진법은 보통 신선술 또는 도술로 많이 알려져 있다. 이를 자유자재로 쓰기 위해서는 일정 기간 동안 깊은 수련을 행해야 한다. 그렇기에 여기서는 일단 이 정도만 다루도록 하려 한다.

4. 출신입화와 극의유혹술

이 서적의 서두에서 인간에게는 내부 표상이라는 것이 있고 이것이 조작되면 사람들은 조작을 행한 사람에게 호감을 느낀다고 했다. 호감을 느끼는 정도라면 기공 치유만 해도 많은 이들에게 사랑을 받게 된다. 그렇기에 기공사로서의 인생은 참으로 즐겁고 행복하다. 다른 사람에게 도움을 주고 그 사람들에게 사랑을 받기에 그렇다. 하지만 그것을 넘어서서 기공 치유 상황이 아닌 상태에서도 이러한 상황을 만들 수 있다. 이 과정은 일본 정신공학 연구소 야마니시 시게루 소장의 방식이다. 일단 다음의 두 가지 그림을 보도록 하자.

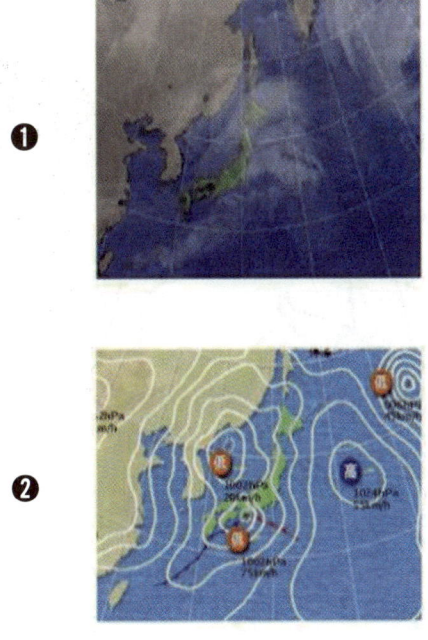

❶은 우리가 통상 실제 또는 현실이라고 부르는 것이다. 하지만 만일 우리가 일기예보를 보려 한다면 공기의 흐름을 알기 위해서 기압을 선으로 엮어서 표현한 ❷와 같은 것을 보게 된다. 위의 두 가지가 현실 공간과 내부 표상의 차이인 것이다. 현실 공간은 물리적이지만 내부 표상은 좀 더 기의 장과 같다. 그렇기에 내부 표상이란 기의 장을 인식하는 것이라고도 말할 수 있는 것이다. 이것을 사람과 사람 간의 관계로 본다면 다음과 같아진다.

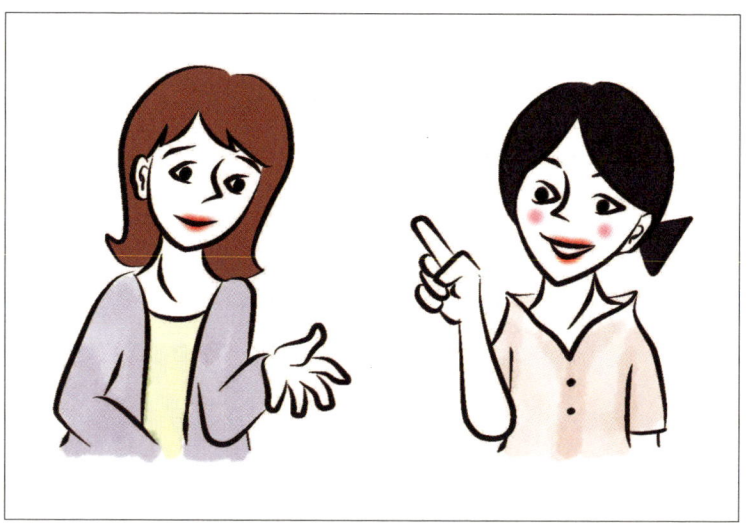

[현실]

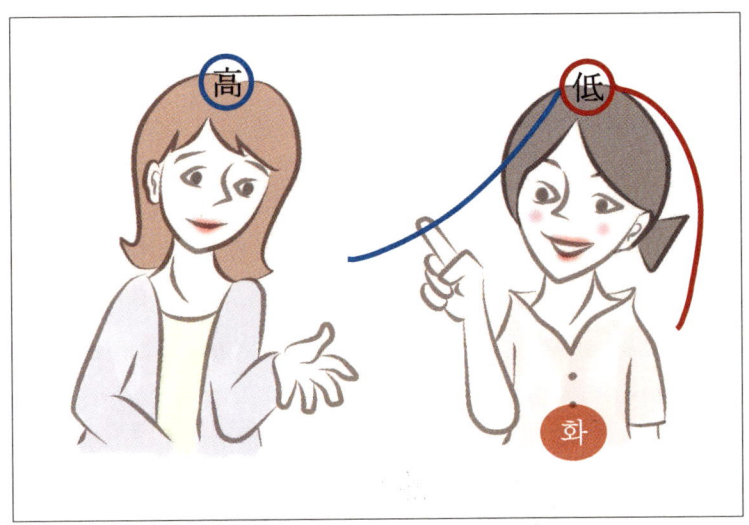

[내부 표상]

    만일 그림에서 오른쪽에 있는 사람이 화가 나 있다면 어떨까? 통상적인 물리 공간인 왼쪽의 그림에서는 표정이나 동작 등으로 짐작할 수밖에는 없고 만일 외부 표현을 잘 꾸미는 사람이라면 화가 났다는 것을 알기 어려울 것이다. 하지만 내부 표상에서는 왼쪽 사람은 기압으로 따지면 고기압인 긍정적인 기장을 가졌고 오른쪽 사람은 분노로 인해서 부정적인 기장인 저기압을 가진 것으로 인지가 될 것이다.

그렇기에 사람들은 이렇게 기의 장으로써 내부 표상이 실시간으로 업데이트가 되면서 체험을 하며 살게 된다. 그렇기에 어떤 장소에서 두 사람이 화를 터뜨리며 싸우고 나서 그 장소를 다른 사람이 들어오면 새로 들어온 그 사람은 그 장소에서 무슨 일인가 벌어졌다는 것을 느끼게 된다. 이것이 바로 기장이 내부 표상에 영향을 주는 것이다.

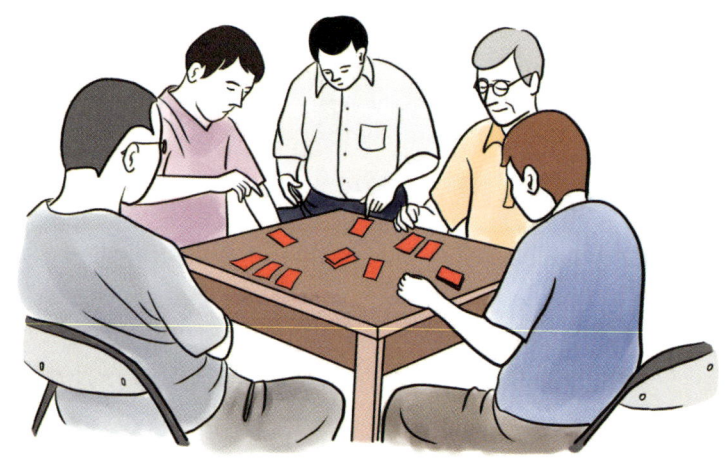

　이렇게 다들 같이 앉아서 게임을 즐기고 있다고 해도 이 사람들의 내부 표상은 전혀 다른 방식으로 체험이 되고 있는 것이

다. 만일 한 사람이 좀 더 우월한 사회적 지위를 가지고 있거나 또는 그 사람이 의도적으로 자신을 높인다면 내부 표상에서는 이렇게 체험이 될 것이다.

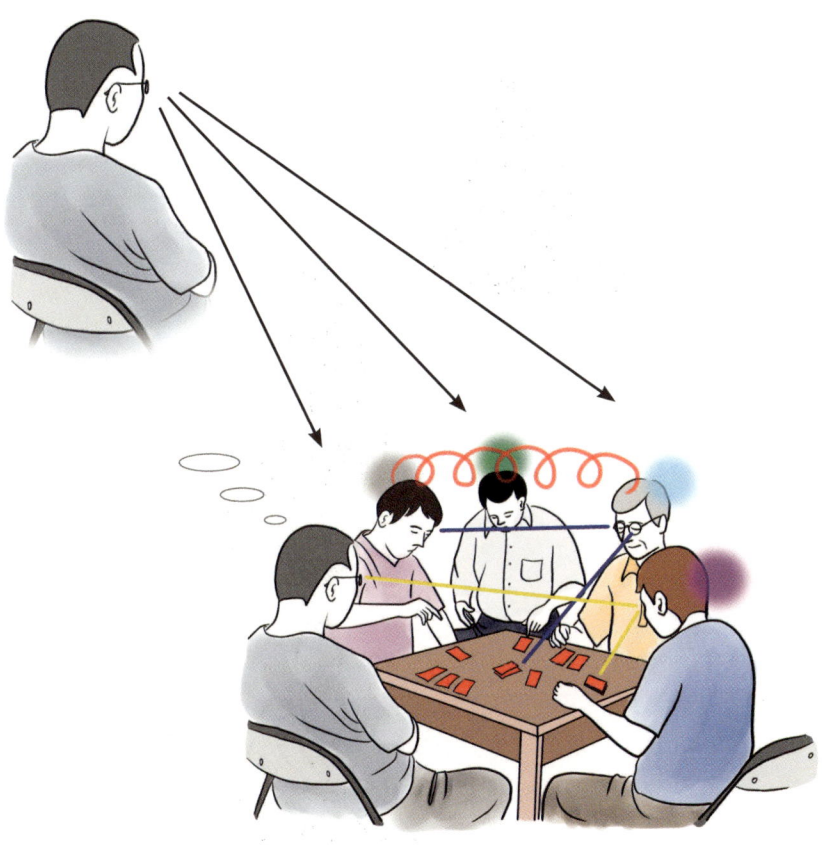

이렇게 이들의 사회 역동성이 내부 표상에서 일어난다면 높은 곳에서 내려다보는 사람이 이 집단의 리더가 되며 카리스마를 발휘하게 된다. 이러한 것이 가능해지는 것이 선도에서는 '신외유신술'이라고 한다. 몸 밖의 몸을 사용하는 방법이라는 의미이다.

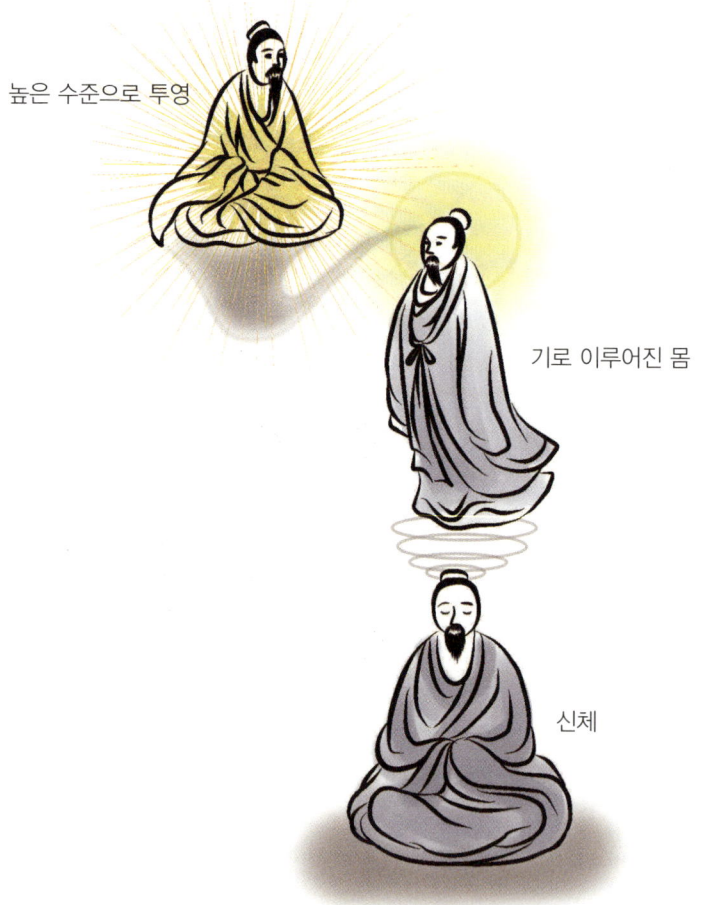

높은 수준으로 투영

기로 이루어진 몸

신체

그림과 같이 기로써 이루어진 몸을 더 높은 수준으로 투영하는 것을 말한다. 이를 훈련하는 방법은 여러 가지가 있지만 전통적인 방법보다는 일본인 뇌과학자 도마베치 히데토 박사의 방법을 소개하도록 한다.

① 즐겁고 좋았던 기분을 떠올리고 그 기분으로 하단전에 기의 구슬을 만든다. 하단전 쪽이 물리 공간이며 상단전 쪽이 정보 공간이다.

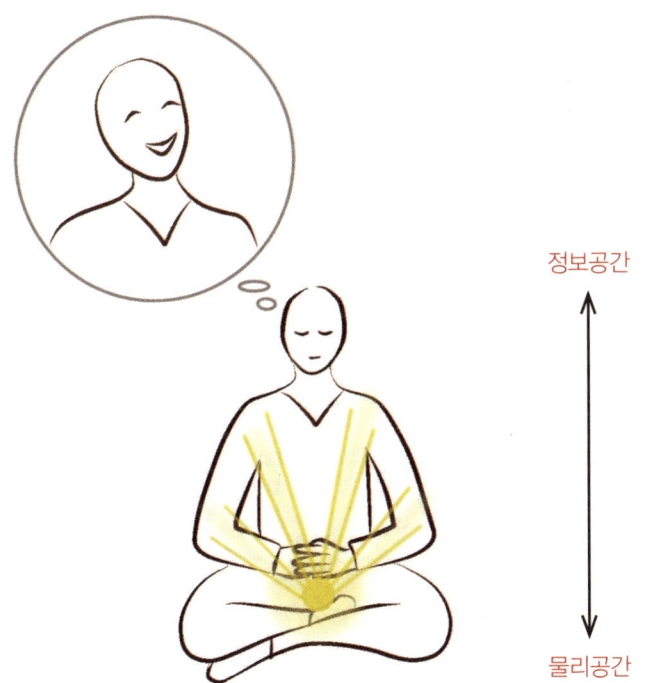

② 들숨 시에 기의 구슬을 강화하면서 하단전에서 위쪽으로 상승을 시키고 날숨 시에 구슬을 다시 안정시키면서 하단전으로 가라앉힌다. 이를 반복하면서 점점 더 구슬을 상승시켜 상단전까지 올려보내도록 한다.

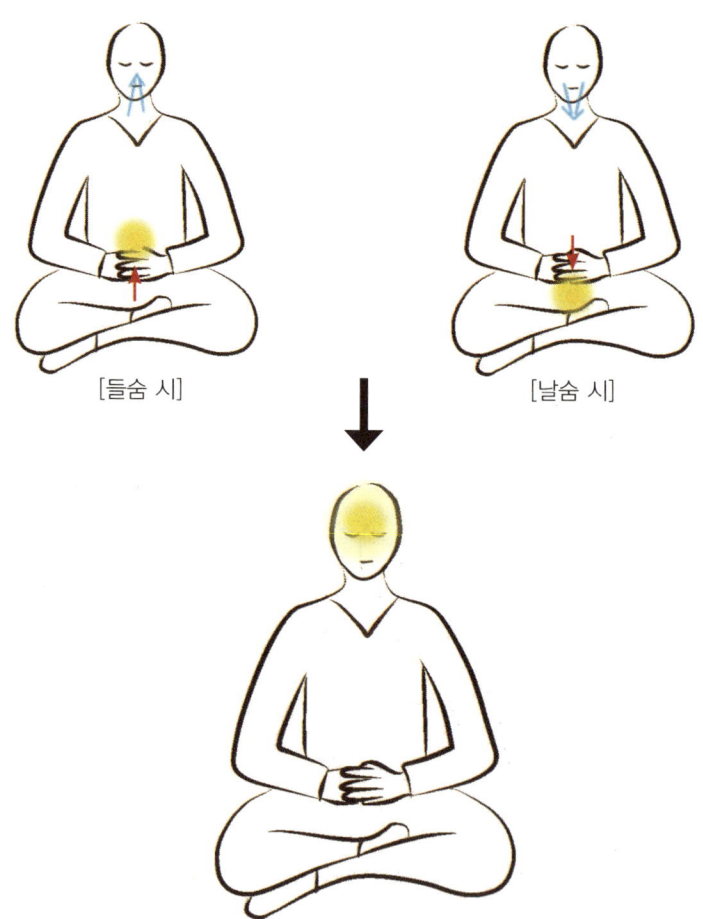

③ 기의 구슬을 두개골 내측에서 인당 쪽을 부딪히면 서서히 인당이 완전히 열리게 된다. 그렇게 되면 기의 구슬을 인당을 통해서 외부로 내보내도록 한다.

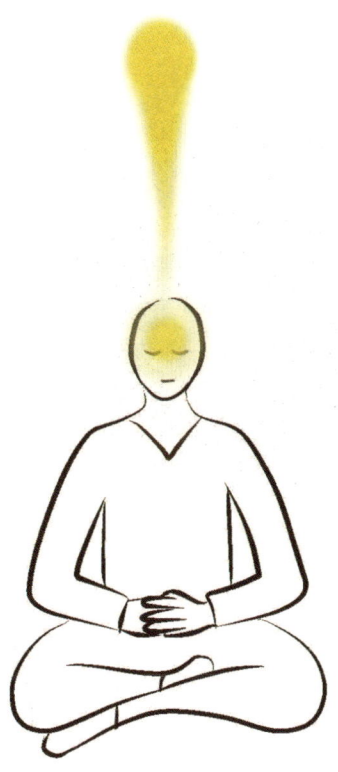

④ 위로 나간 기의 구슬로 추상 공간이나 우주 공간을 한 바퀴 돌고 돌아오도록 한다.

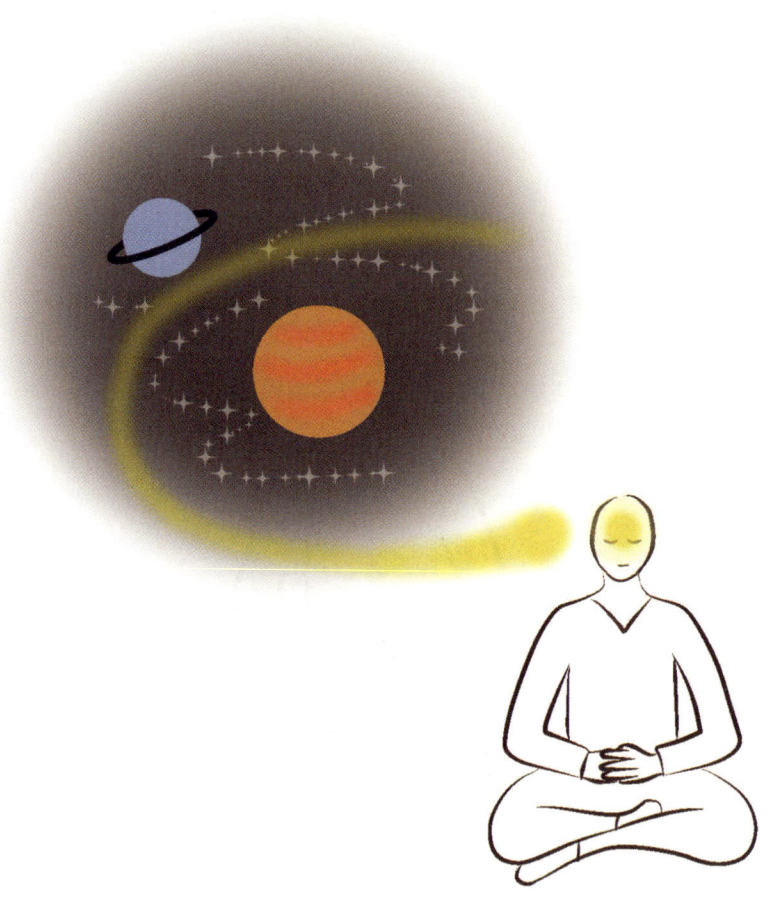

⑤ 이렇게 돌아온 기의 구슬이 다시 인당으로 들어와서 임맥을 따라 하단전으로 내려가도록 한다.

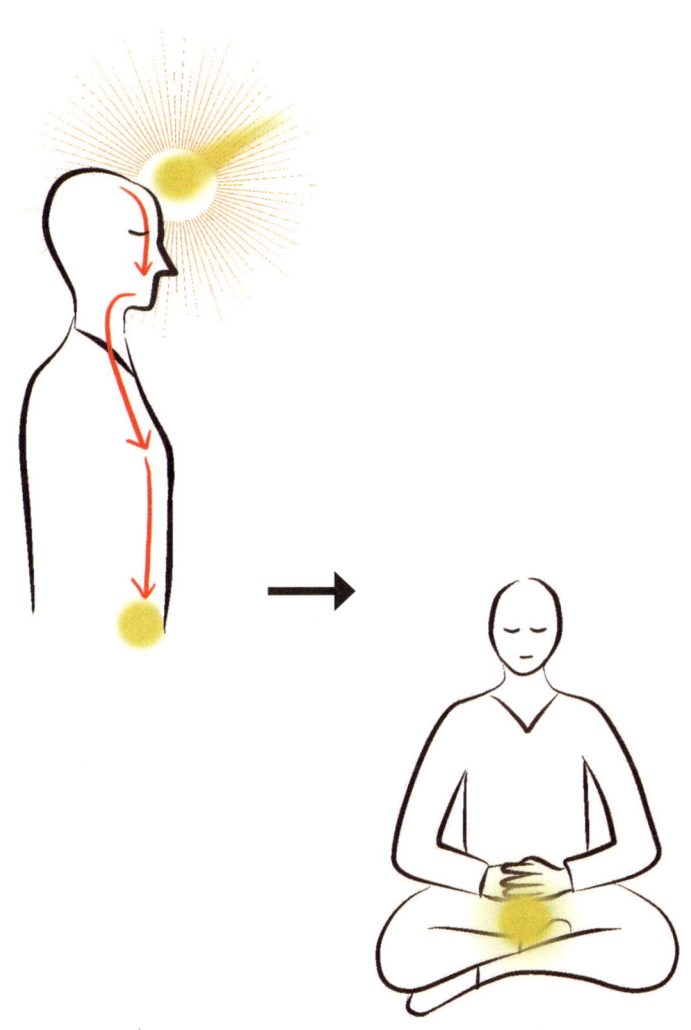

이것을 반복적으로 하면 다른 사람들과 대화를 하면서 위에서 내려다보는 관점을 갖출 수 있게 된다. 아무리 내가 을의 입장이라고 해도 이러한 내부 표상의 영향력을 사용하면 타인에게 업신여김을 당하지 않고 공경을 받을 수 있게 된다.

또한 이 방법으로 다크아트 출판사의 서적【유가심인 티벳밀교 육성취법】의 탈사법 중 미령심광을 쉽게 사용할 수 있게 된다.

IV. 정신공학으로서의 기공

1. 양생공과 비전공

 일본의 뇌과학자인 도마베치 히데토 박사는 중국의 기공사 장 영상 선생의 기공 실험에 참가를 한다. 그 전까지 주로 변성 의식과 변성 의식하에서 인체의 항상성 유지 능력인 호메오시타시스 동조 현상으로 내부 표상의 변성이 일어난다고 보았다. 하지만 이 기공 실험에서 시간과 공간을 초월해서 치유 현상이 일어나는 것을 보고 나서 그의 연구는 기공 쪽으로 나아가게 되었다. 그리고 그는 기공을 개인적인 수준의 기운을 사용하는 양생공과 초개아적인 수준 또는 집단 무의식 수준에서 작용시키는 비전공으로 구분을 하게 된다.

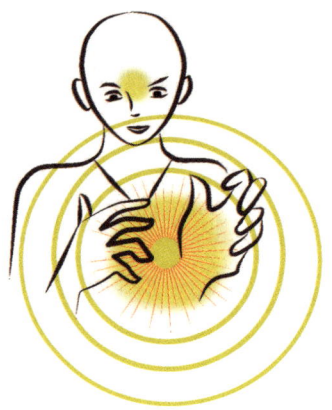

[양생공]
자신의 체내에서 기를 방출하는 것으로 자신을 단련한다.

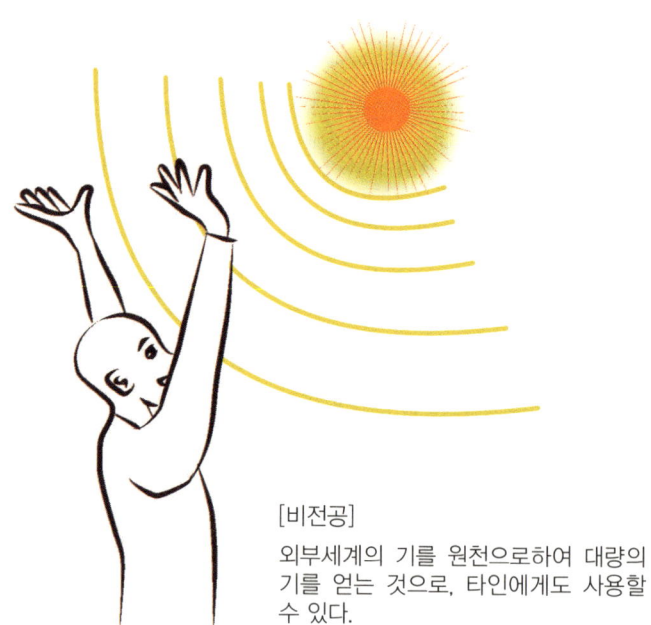

[비전공]
외부세계의 기를 원천으로하여 대량의 기를 얻는 것으로, 타인에게도 사용할 수 있다.

이렇게 인간의 깊은 수준으로 들어가게 되면 추상도가 높아져서 더 이상 나와 타자의 구분이 없어지는 것에 이르게 된다는 것이다. 그리고 이 경지에 이르면 더 이상 상대방을 변성의식으로 유도하지 않고 아무리 멀리 떨어져 있다 해도 내부 표상에 영향을 줄 수 있는 것이다. 이러한 것에 바탕을 두고 있는 것이 앞서의 초범 입성 과정에서 주로 다루었던 것이다.

이렇게 기의 장과 의식의 상호 작용에 있어서 의식도 기도 모두 일단 물질적인 것 또는 존재론적인 것으로 상정을 해보도록 한다면 다음과 같은 식으로 이해가 가능하다.

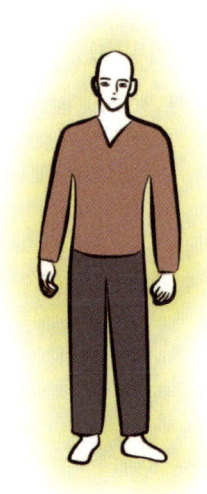
물리적인 신체가 기를 느낌

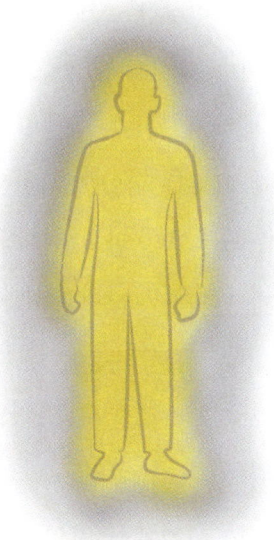
기의 신체가 초월의식을 인지

기공을 시작하면 우리는 우리의 물리적인 신체의 오감을 통해서 기를 느끼게 된다. 이러한 기의 장으로써의 또 하나의 몸은 다른 말로 한다면 우리 신체의 추상도를 한 단계 높인 것이다. 그렇기에 기로써 이루어진 신체 또는 기의 장은 다른 기와 서로 교류하며 호환이 되는 것이다. 추상도가 낮을수록 개념의 호환이 어렵지만 리얼리티는 높아지고 추상도가 높을수록 개념의 호환이 쉽지만 리얼리티는 떨어진다.

예를 들면, 우리 집 강아지 복실이는 단 한 마리밖에는 없는 것이기에 다른 강아지로 대체가 되지 않지만 떠올리려 하면 상당히 리얼리티가 높게 떠올릴 수 있다. 여러 가지 기억 등과 함께 말이다. 하지만 개과 동물이라고 하면 여러 가지 강아지들이 서로 대체가 될 수 있지만 리얼리티는 상당히 떨어진다. 그렇기에 반려동물을 잃은 사람들의 슬픔이 그리 깊을 수 있는 것이다. 그들이 잃은 반려동물은 아무리 같은 종류의 강아지라 해도 대체가 안 되는 것이다. 하지만 단지 저먼 세퍼드라고만 한다면 여러 가지 다른 개들을 바꾸며 떠올릴 수 있는 것이다. 그러나 그만큼 구체적으로 떠올리기는 어려운 것이다.

이러한 관점에서 기의 몸 또는 기장이란 추상도가 높아진 몸을 말한다고 할 것이다. 그렇기에 다른 존재들과 서로 호환이 되며 기를 나눌 수 있지만 리얼리티가 높지 않다. 그래서 오감을 바탕으로 훈련을 해서 리얼리티를 높여 가는 것이다. 이렇게 해서 높은 추상도에서 리얼리티가 높아졌을 때 기의 몸 또는 기장이 경험하는 또 다른 배경 공간이 있다. 이는 마치 물리적인 신체의 외부에 기로 이루어진 몸이 있었던 것처럼, 그래서 물리적인 신체를 기반으로 기의 몸을 인지한 것처럼 이번에는 기의 몸을 기반으로 체험하는 더 높은 추상도의 세계가 있는 것이다. 이를 초의식이라고 한다. 이렇게 점차로 높은 층차로 나아가는 것이 기공의 통찰인 것이다.

2. 6대 층차

기공으로 체험하는 자신의 내부 표상의 추상도가 높아지게 되면 깊은 마음의 수준을 경험하게 되는데 이에 대해서 기공에서는 다음과 같이 설명을 하고 있다.

제1층차는 현의식(現意識) 또는 식신(識神)이라고 하며 이는 역동적 심리학에서의 현재의식과 동일한 개념으로 볼 수 있다. 제2층차는 하의식(下意識)이라고하며 이는 역동적 심리학의 전의식과 동일한 개념이다. 제3층차는 잠의식(潛意識)이라고 하고 이는 역동적 심리학의 무의식이나 잠재의식과 동일한 개념이 된다. 여기까지는 개인적인 심리작용이며 서양의 역동적 심리학과 크게 다르지 않다. 다만 일반적으로는 이러한 심리적 요소들은 변성 의식이나 수면 등등에서 활성화가 되지만 기공에서는 쉽게 활성화가 되기에 좀 더 잘 이해가 되고 있다.

이어지는 층차들은 기공에서만 주로 체험이 되는 층차들이다.

제4층차는 초감잠의식(超感潛意識)이라고 하며 직관이나 초상적인 인지능력이 나타나는 영역으로 서양의 초심리학에서는 초의식이라고 부르는 영역이다. 앞서 말한 기의 몸으로 체험이 되는 부분이 바로 이 초감잠의식의 영역이 된다.

제5층차는 작업잠의식(作業潛意識)이라고 한다. 분석 심리학의 집단 무의식의 원형에 해당한다. 이는 기의 몸을 넘어서 초의식의 몸으로 나아갔을 때 그 외부에서 체험되는 것으로 통상적인 경우에는 인간 의식이 도달하지 못하는 영역이며 최면이나 기타 심리적인 방법으로도 4층차 초감잠의식까지도 겨우 도달할 수 있을 뿐 이 영역에 도달할 수 없다. 오직 명상과 기공 등을 통해서만 도달하게 된다. 이 층차의 명칭이 작업잠의식인 것은 타인이나 물질계에 작용을 하기에 그러하다. 이 작업잠의식은 다음과 같은 작용을 한다.

1. 초감잠의식이 다른 사람의 4층차까지의 의식들을 지배하거나 장악할 수 있다.
2. 우주 속에는 의식장(意識場)이 있고 초감잠의식을 통해서 우주 의식장을 이용할 수 있다.
3. 무한한 우주의 의식장과 인간의 의식장은 통하고 있다.
4. 개인 한 사람 한 사람의 의식장은 인류 전체의 의식장과 서로 통하고 있다.
5. 깊은 기공태에서의 의식장은 서로 통해 있는 상태로 기공장(氣功場)이라고 한다.

제6층차는 자성잠의식(自性潛意識)이라고 한다. 이 자성잠의식은 5층차까지의 의식의 배경으로 있는 의식이다. 이 의식은 움직이지 않고 고요하며 모든 의식들이 활동하는 시공 연속장이 된다. 중국 기공계에서는 이렇게 이해를 하고 있지만 스승님께 배운 바에 의하면 자성잠의식은 의식의 1층차에서 5층차를 자유롭게 오가며 얻는 통찰일 뿐 따로 자성이 있지 않다고 가르침을 주셨고 필자도 동일하게 생각한다.

3. 9대 원리

기공의 9대 원리와 4대 진제는 중국의 기공 연구가인 가운로 선생의 정리를 중심으로 재구성을 한다. 위에서 언급한 기공의 층차들중에서 4층차 이상의 의식들은 일반적인 방법으로는 사유를 하지 않는다. 그래서 고층차 공법들은 이러한 4층차 이상의 의식이 사유를 하도록 구성이 되어 있는데 그 원리는 다음과 같다.

(1) 관상사유의 원리
(2) 동작사유의 원리
(3) 부호사유의 원리

(4) 체감사유의 원리

(5) 우주상통의 원리

(6) 방송입정의 원리

(7) 자발조정의 원리

(8) 백맥개통의 원리

(9) 일념대념의 원리

9대 원리는 기공을 구성하는 요소들로써 위의 기공 층차들 중에서 4층차 이상의 고층차 의식에 영향을 주는 기공의 요소들이다. 이 원리들에 대한 체험이 기공의 깊이를 정한다고 말해질 정도이다.

1) 관상사유의 원리

정신공학에서는 아무것도 느껴지지 않는 것을 비기호 수준이라고 하고 무언가 느껴시지만 정확하게 묘사할 수 없는 것을 준기호 수준이라고 하며 체험을 어떠한 형상으로 표현이 가능한 것을 기호 수준이라고 한다. 그러므로 기호화란 어떠한 충동성에 '형(모양새)'과 '상(기능성)'을 부여하는 것을 말한다. 기호화를 의식화라고도 한다. 의식들 중에서 3층차 이상의 수준을 비기호라고 하고 2층차를 준기호라고 하며 1층차를 기호라고 한다. 그러므로 공법들에 소개되는 여러 가지 심상들은 3층차 이상의 비기호들을 공이 깊은 기공사들이 1층차의 기호 수준으로 추상도를 낮추어서 전수한 것이다.

대개 일반인들의 경우 2층차의 준기호 수준의 충동성이나 감정이나 느낌 등을 기호화할 수 있을 뿐이다. 최면이나 기타 심리 기법으로 변성의식에 들어갔을 경우 3층차의 무의식들을 의식화하는 것이 가능하다. 하지만 4층차 이상의 비기호들을 기호 수준의 의식화를 하는 것은 오직 깊은 수준의 높은 추상도 체험을 낮은 추상도로 옮겨 올 수 있는 6층차에 이른 기공사들만 가능하다. 이렇게 높은 층차의 기공사들이 전수한 여러 가지 이미지들을 관상하는 것으로 그 이미지들에 담긴 4층차 이상의 의식 수준의 사유를 공법의 수행 중에 사유하는 것이 관상사유의 원리이다.

2) 동작사유의 원리

관상사유의 경우 4층차 이상의 의식 활동을 이미지로 구현한 것이라면 동작사유는 신체 동작으로 구성한 것이다. 그러므로 전통 공법들 중에 동작을 활용하는 것은 단순한 운동적인 효과만이 있는 것이 아니라 4층차 이상의 사유가 그 동작을 행하는 동안에 실현되는 것이다. 그러므로 단순한 동작인데 엄청난 효과를 가져오는 공법들이 있는 것이다.

3) 부호사유의 원리

부호는 상징물을 말하며 이는 구체적인 이미지나 구체적인 동작보다는 추상도가 더 높은 것이다. 시각적인 부호는 도형이나 물체로 이루어진 것들이고 청각적인 부호는 의미가 없는 음향이나 진언이나 만트라와 같은 것들이 있다. 이들 부호들도 모두 이를 보거나 들을 경우 4층차 이상의 의식이 움직이며 사유를 하도록 만든다. 그러므로 3층차까지와는 달리 왜 이러한 기공 상의 진보가 있는지 알지 못하는 과정으로 진보를 이루게 만든다.

4) 체감사유의 원리

신체의 특정 혈위에 기감이라는 감각을 느끼는 것으로 해서 4층차 이상의 의식이 사유를 하게 만드는 것이다. 이 역시도 실제 침구 혈위를 쓰는 경우가 많지만 그 공효는 침구 혈위의 공효와 무관하며 대부분의 경우 특정 조합으로 이를 자극하는 것이다. 이러한 방법들로는 【기공과 에너지 힐링】에서 공개했던 특수혈 자극법이나 기문둔갑 침법 등이 있다.

5) 우주상통의 원리

우는 상하 사방 공간을 말하고 주는 고금 왕래의 시간을 말한다. 이는 대개 특정 시간대에 행하는 공법이나 특정 방위를 바라보며 하는 공법이나 특정 장소에서 해야만 하는 공법으로 나타나게 된다. 이러한 시간과 방위나 장소에 깃든 어떠한 신호들로 4층차 이상의 의식이 사유를 하도록 하는 것이다.

6) 방송입정의 원리

방송과 입정이란 【기공과 에너지 힐링】 서적에서 소개한 방송과 방하착에 해당한다. 이렇게 편안하고 고요함에 이르러서 3층차까지의 의식이 쉬게 되면 4층차 이상의 의식이 활동을 하며 사유를 시작하게 된다.

7) 자발조정의 원리

 4층차 이상의 의식은 1층차와는 무관하게 활동을 한다. 그러므로 연공을 열심히 했을 때 공효가 오지 않고 오히려 연공을 그만두었을 때 공효가 오는 경우조차 있는 것이다. 이렇게 스스로 밸런스를 이루어 가는 것이 4층차 이상의 의식이며 그렇기에 1층차의 의식이 이해하는 수준으로 이를 작동시키려고 해서는 그 공부의 진척이 없게 된다.

8) 백맥개통의 원리

 기의 흐름인 맥로를 여는 것도 많은 고대 서적들이나 전통 공법들에서는 진짜와 가짜를 나누어서 이야기한다. 이를 진통관과 가통관이라고 한다. 또한 이러한 통관에 있어서 전신 백맥의 통관은 선천지기로 이루어져야 한다고 말해지며 선천지기의 특색은 스스로 움직이는 부분이다. 그러므로 1층차 의식의 유도에 의한 것이 아니라 공이 깊어져서 스스로 기기가 일어나야 한다고 말해진다. 이는 4층차 이상의 고층차 의식이 사유를 시작하는 것을 의미한다. 그러므로 맥로의 개통이 4층차 이상의 의식의 사유를 촉진할 수 있는 것이지 맥로의 개통 자체가 높은 수준을 만드는 것이 아니다.

9) 일념대념의 원리

한 가지 생각으로 다른 생각을 제압하면 또한 4층차 이상의 의식이 움직이게 된다. 이는 선정 삼매로 말해지며 스타일 라이프 출판사의 【아우토겐 트레이닝】에서 자세히 다루는 내용이다.

이렇게 보면 알겠지만 기공에서 자신이 이해하는 1, 2, 3층차 의식이 사유 활동을 하는 것이 양생공이며 4, 5, 6층차의 고층차 의식이 사유 활동을 하는 것이 비전공이 된다. 양생공은 개아적인 수준이기에 자신이나 자신이 현재 한 공간에 있는 상대에게만 관련이 된다면 비전공은 지구상의 어디에 있는 상대에게도 다 통하게 되며 개인만이 아닌 집단에게조차 영향을 주게 되는 것이다.

4. 4대 진제

4대 진제란 세분화하면 36종류가 되는데 그렇게 복잡하게 나눌 필요가 없기에 4대 진제로 통용을 한다. 이는 다음과 같다.

(1) 천인(天人)
(2) 묘결(妙訣)
(3) 개오(開悟)
(4) 영혜(靈慧)

이는 앞서의 9가지 원리들 중 한 가지나 그 이상의 여러 가지를 사용해서 얻게 되는 결과를 말한다.

1) 천인(天人)

일반적으로 천이란 나를 넘어서는 시공 연속장을 말한다. 이는 기공의 결과가 단지 심리적이거나 생리적인 것을 넘어서 시공 연속장 속에서 진보하게 되는 것을 말한다. 그렇기에 고층차에 이른 기공사가 행하는 언어나 행위 등등이 다른 사람들의 사유와 운명에 영향을 줄 수 있는 것이다.

2) 묘결(妙訣)

전통적으로 기공은 법과 결을 나누어서 이야기한다. 법은 공법의 공리라고 하는 이론적인 부분을 말하며 결은 공법을 실제로 행하는 실천적인 부분을 말한다. 그렇기에 법은 이야기하지만 결은 감춘다는 말이 전해오는 것이다. 하지만 실제로는 감추는 것이 아니라 표현이 안 되는 것이다. 고층차 의식은 1, 2, 3층차 의식과는 다르게 움직이므로 이해할 수 없는 방식을 사용해야 하는 것이다. 그렇기에 묘결을 안다는 것은 앞서의 9대 원리가 고층차 의식을 어떻게 사유 작용을 하게 만드는지 그 심오함을 이해하게 된다는 것이다.

3) 개오(開悟)

일반적으로 '깨달음'이라고 말하지만 기공에서는 6층차 의식의 활동을 말한다. 자성이 움직여서 1층차에서 5층차를 오가며 그 의식들이 어떻게 서로 관련지어지며 사유 활동을 하는지를 통찰하게 되는 것이다.

4) 영혜(靈慧)

신령스러운 지혜는 앞서의 개오를 통해서 어떻게 자신과 세상의 고층차 사유를 다루고 선하게 이끌 것인지에 대한 지혜를 얻는 것을 말한다.

5. 정신공학의 나아갈 길

양생공으로서의 기공만으로도 타인에게 호감을 불러일으킬 수 있다. 대개 세뇌 등에서는 이 정도 수준의 정신 공학을 말한다. 하지만 기공은 그보다 더 깊다. 정신 공학에서는 초심리학적인 분야가 이러한 초개아적인 부분에 조금씩 접근해 가고 있다. 하지만 기공에서는 오래전부터 고층차에 대한 부분이 연구가 되어져 왔다. 6대 의식과 9대 원리와 4대 진제를 이해를 한다면 기공을 통해서 도달해야 하는 경지가 좀 더 쉽게 이해가 될 것이다. 완전하게 정신공학을 다룬다는 것은 이러한 것을 말하며 이를 통해서 일상을 벗어나 신비에 이르게 되는 것이다.

이러한 고층차 기공과 정신공학을 다루는 실천적인 방법들이 앞의 초범입성의 수련법들인 것이다. 각각의 수련법들이 가진 목적성들이 따로 있지만 이러한 수련법들을 행하면서 점차로 좀 더 깊고 넓어진 세계를 만나게 된다. 그리고 고층차 의식의 사유 활동을 체득하게 되면서 인간의 존재는 기계론적인 물리 세계에만 국한되는 것이 아니라 무한한 가능성의 세계 속에서 사는 것임을 알게 된다.

필자의 경우 처음에는 다른 사람들에게 도움이 되면서 행복한 삶을 위해서 기공을 시작했다. 하지만 기공이 깊어지면서 그 너머의 세계에 대한 통찰들이 시작되었다. 기공의 길은 이렇게 작게는 자신의 기운을 다루는 것에서 타인의 기를 돕는 것으로 나아가며 궁극적으로는 시공 연속의 에너지장에 연결되어서 통찰을 얻고 인생의 목적을 찾아가는 과정이다. 그리고 이러한 기공의 고층차에 대한 또 다른 이해가 바로 정신 공학이 된다. 어느 쪽으로 나아가도 궁극적으로는 완성된 인간을 향한 걸음임에는 변함이 없을 것이다.

V. 힐링샵 오픈하기

　기공 치유는 어떠한 힐링 테크닉과도 어울릴 수 있다. 앞에서 배운 기공 치유의 방법으로 인생을 살아갈 수 있다면 정말로 즐겁고 행복한 일들을 하며 사는 인생이 될 것이다. 그런 의미로 이제 힐링샵을 오픈하는 것을 알아보도록 하겠다. 기본적으로 온라인 샵을 하는 것이 우선이 될 것이다. 대개의 경우 힐링 세션과 기공 전수와 기운이 담긴 물품 판매가 주된 부분이 될 것이다. 이 부분을 하나씩 짚어가며 알아보도록 하자.

1. 해외 원석 도매 구입

기공 세션 외에도 기를 전달하는 매개물로써 원석은 참으로 좋은 도구가 된다. 특히 오랜 기간 프로그래밍을 해둘 수 있기에 더욱 그러하다. 전 세계에서 원석이 가장 많이 생산되는 곳이 인도이며 1차 가공 산지는 주로 태국이 된다. 여기서는 인도에서 원석을 구입하는 것에 대해서 주로 다루도록 하겠다.

다양한 원석 도매 사이트들 중 인도의 원석 도매 사이트인 www.alakik.net에서 주문하는 법을 한 예로 들어보겠다. 처음 사이트에 접속하면 원석에 대한 정보나 가격 등을 볼 수가 없으니 우선 회원 가입을 해야한다.

① 사이트 우측 상단의 「Login」을 클릭한다.

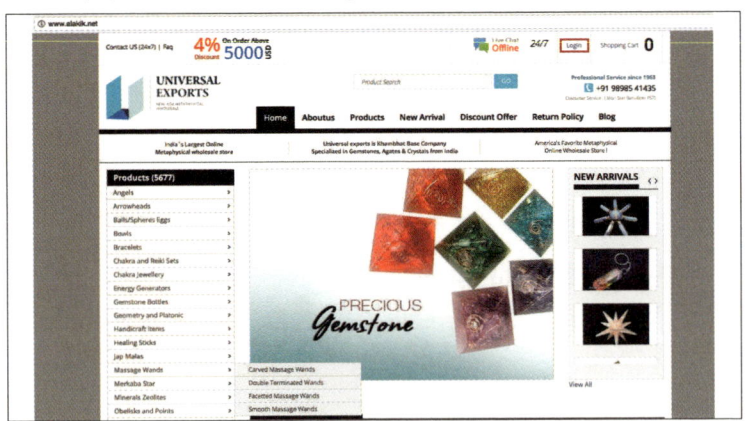

② Creat Account의 「Sign Up」을 클릭한다.

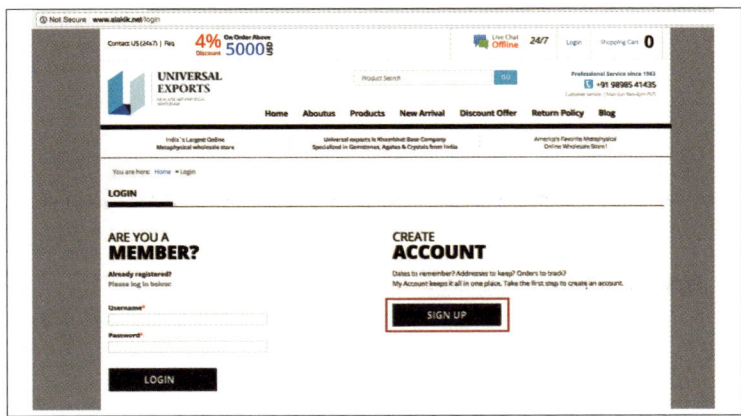

③ 필요 정보를 모두 적어 넣은 후 하단의 「Submit」을 클릭한다.

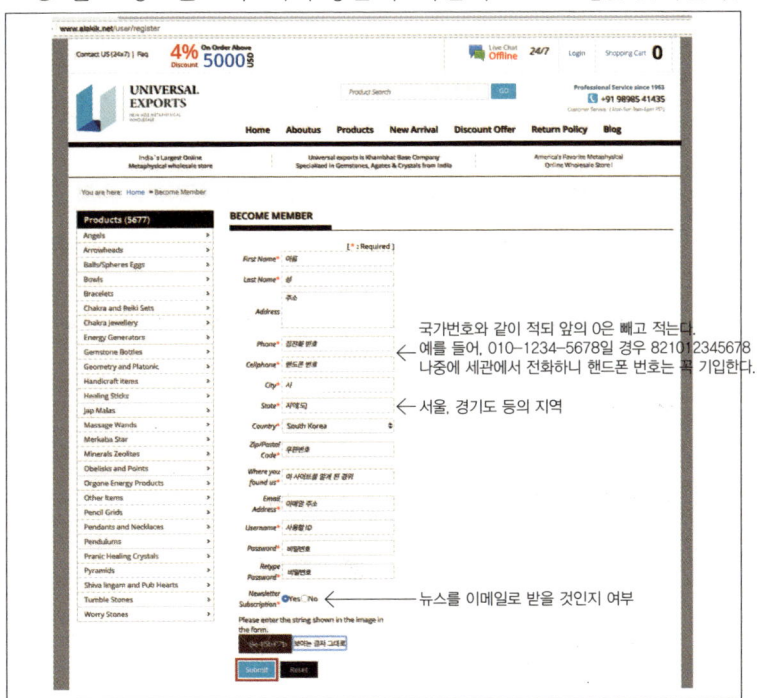

V. 힐링샵 오픈하기 **135**

④ 가입에 성공하면 다음과 같은 화면이 뜬다. 그러나 아직 가입 승인이 남아있다.

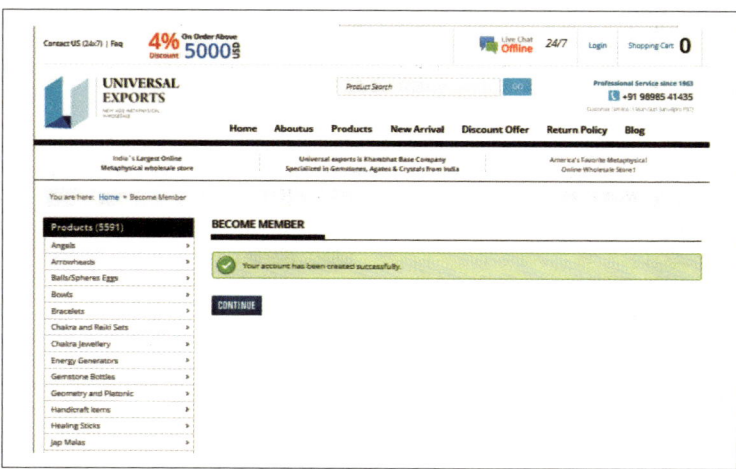

⑤ 로그인을 하려 할때 다음과 같은 메세지가 뜬다. 그러면 가입 당시 기입한 이메일로 가서 메일을 확인한다.

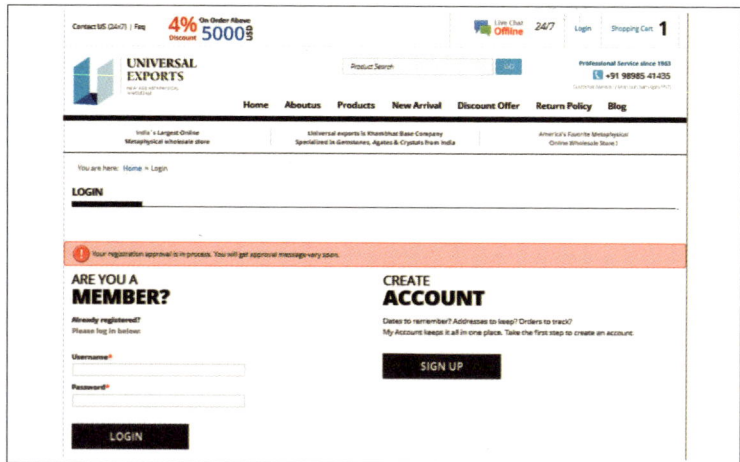

⑥ 'Thank you for your Registration'이란 자동메일이 왔음을 확인하고 가입 승인이 날 때까지 기다린다.

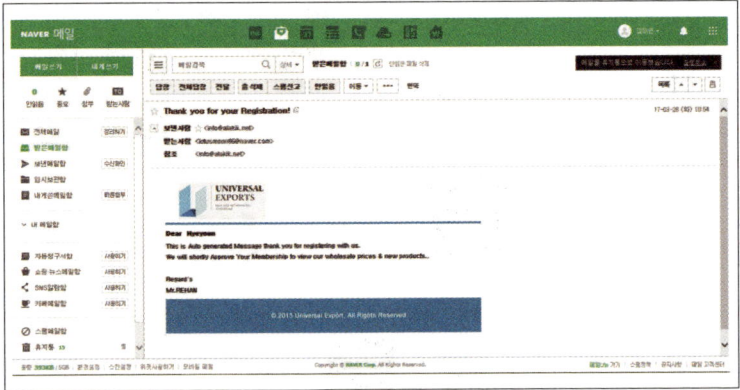

⑦ 2시간 정도 후에 가입 승인이 되었다는 메일이 도착한다. 그러면 이제 쇼핑을 하러 다시 사이트에 접속한다.

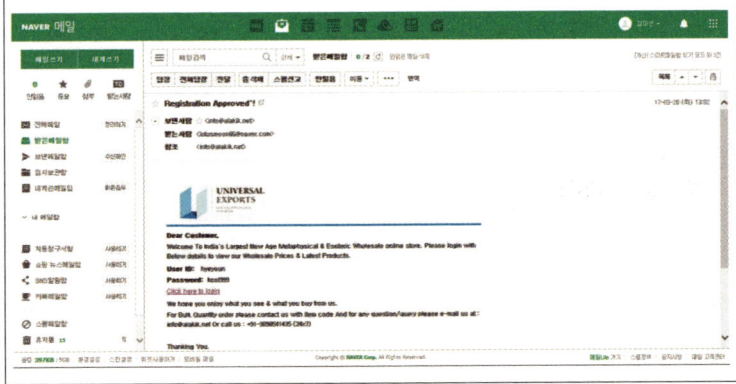

V. 힐링샵 오픈하기

⑧ 로그인을 하면 보이는 바와 같이 이제 최소 구매 수량과 가격을 볼 수 있다.

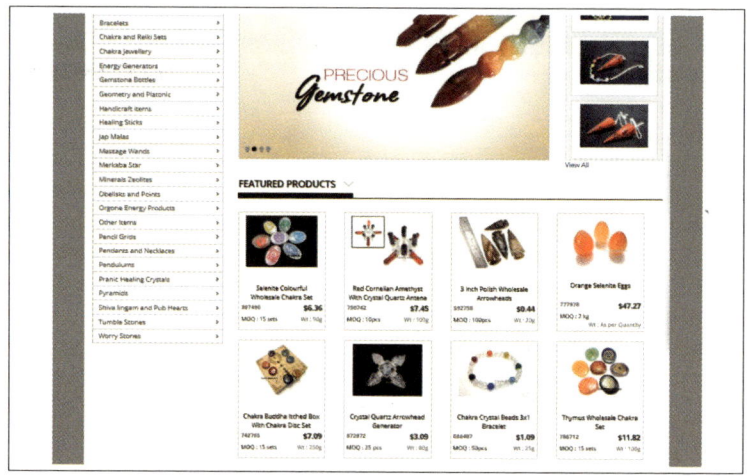

⑨ 제품을 클릭하면 확대 이미지와 함께 사이즈 등 대략적인 설명이 나온다. 여기서 빨간 원을 보면 MOQ라고 써 있는데, 이 것은 minimum of quantity의 줄임말로 최소 수량을 말한다. 2kg이 최소 수량이니 가격은 $42.27 × 2 해서 $84.54이다.

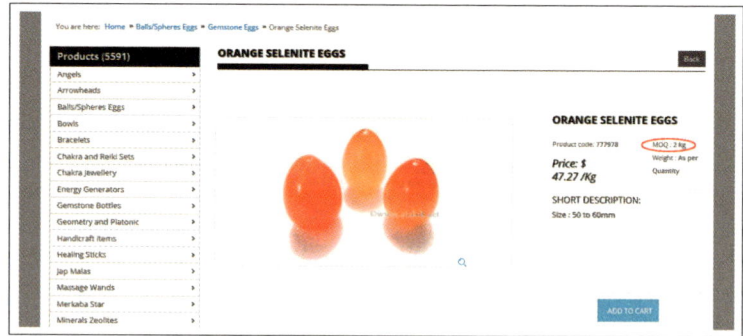

⑩ 차크라 힐링 완드의 경우, 최소 구매 수량이 10개임을 알 수 있다. pcs는 갯수를 의미한다. 그렇다면 이 상품의 최소 주문 가격은 $81.80이 된다.

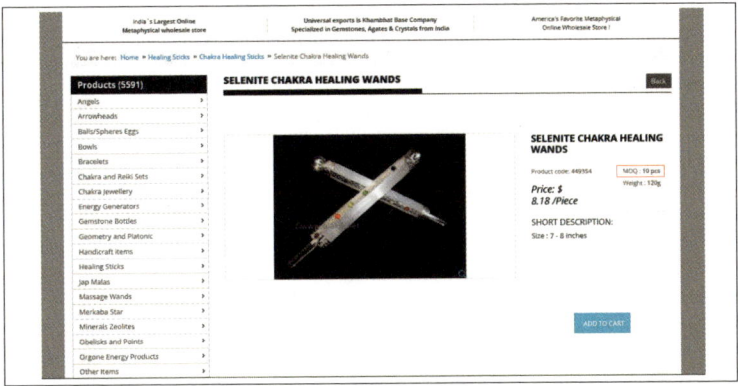

⑪ 「Add to Cart」를 눌러 장바구니로 가면 알아서 최소 수량과 가격이 맞춰진다. 그럼 총 최소 가격인 $600 이상 주문을 하면 된다. 만약 그 이하로 주문 시 $600 이상 주문하라고 이메일이 온다. 주문이 모두 끝났으면 「Send Order」을 클릭한다.

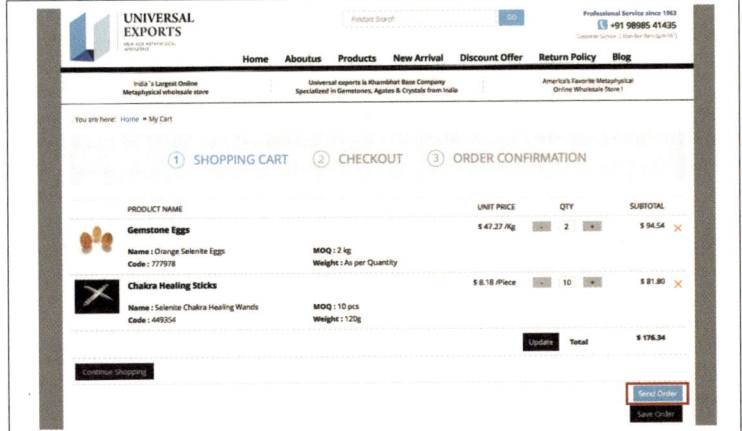

⑫ 아까 적었던 물건을 받을 주소와 전화번호 등의 정보가 뜬다. 정보가 정확한지 한 번 더 확인해 본다.

⑬ 정보 확인 후 하단의 「Send Order」을 한 번 더 클릭하면 주문이 접수된다. 결제는 이메일로 따로 오게 된다. 약간의 할인을 받기 위해 페이팔(Paypal) 계정을 하나 만들어도 좋을 것이다.

⑭ 결제를 마치면 이메일로 인보이스(영수증)가 오는데 인보이스에는 물건값 외에 배송비도 포함한 금액이 적혀있다. $200 가량(물건의 무게에 따라 상이)이 더 추가된다. 영수증을 엑셀파일로 만들어 첨부한 이메일도 하나 따로 오게 된다. 여기에도 역시 물건 값에 배송비가 따로 추가된 금액을 볼 수 있다.

주문한 물건을 받으려면 개인통관고유부호가 필요하다. 세관에서 세금을 부과해야 하는 경우 이 개인통관고유부호가 없으면 물건을 받을 수 없다. 예시의 사이트의 경우 무조건 세금면제 금액인 $150이 넘기 때문에 과세 대상이 된다. 그러므로 개인통관고유부호는 꼭 신청해서 받아놓아야 한다.

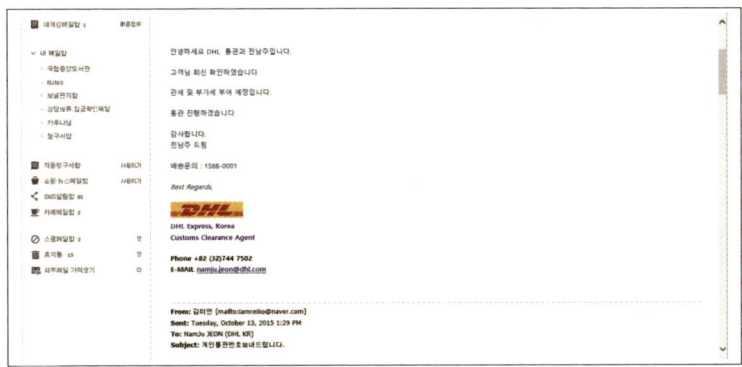

네이버에서 '개인통관고유번호'를 검색하면 관세청사이트가 뜨고 여기에서 신청하면 되는데, 이때 본인 인증을 위해 공인인증서가 필요하니 준비해 둔다.

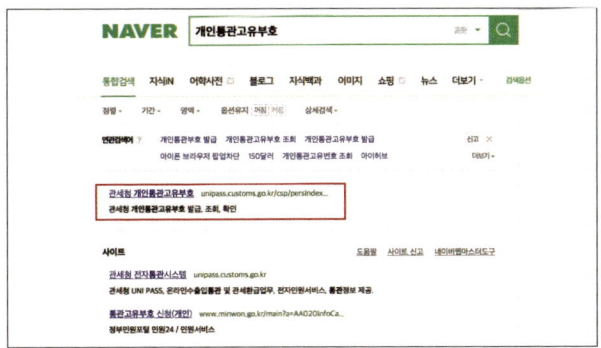

간단히 정리를 하면,
① 사이트 회원가입
② 페이팔 계정 생성(옵션)
③ 가입 승인 후 $600 이상 주문하기
④ 개인통관고유부호 신청

배송비와 세금의 금액이 추가됨을 염두에 두어야 하며 배송은 결제 후 빠르면 2주가 소요된다. 또한 예시 사이트의 경우 오랫동안(3개월 정도) 이용을 하지 않으면 휴면처리가 되어 이메일을 보내 풀어달라고 요청해야 한다.

원석 구매에 대한 정보를 하나 더 추가하자면, 인도의 라자스탄 주, 자이뿌르(Jaipur)라는 도시에 가면 엄청 많은 원석 가게들이 있다. 원석 구매를 원한다면 이곳을 체크해 보는 것이 도움이 될 것이다.

[김미연 님 정리]

2. 네이버 모두 사이트

네이버에서 제공하는 웹 사이트이다. 여기에는 예약 등의 기능이 있기에 세션 예약을 잡거나 하기에 적합하다. 그렇기에 따로 웹 사이트를 만들 수 있는 여건이 아니라면 즉석에서 간단하게 네이버 모두(modoo) 사이트를 만드는 것을 권장한다.

[네이버 모두 제작법]
① 네이버 회원 가입 후 로그인을 한다.

② 모두 홈페이지 https://www.modoo.at 에 접속하여 우측 상단 「로그인」을 클릭하고 동의하기 등을 동의한다.

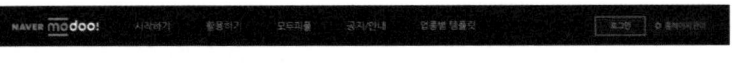

③ 상단 메뉴에서 「시작하기」를 클릭한다.

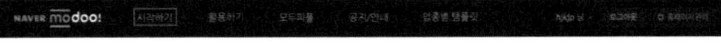

④ 하단의 「modoo 시작하기」를 클릭한다.

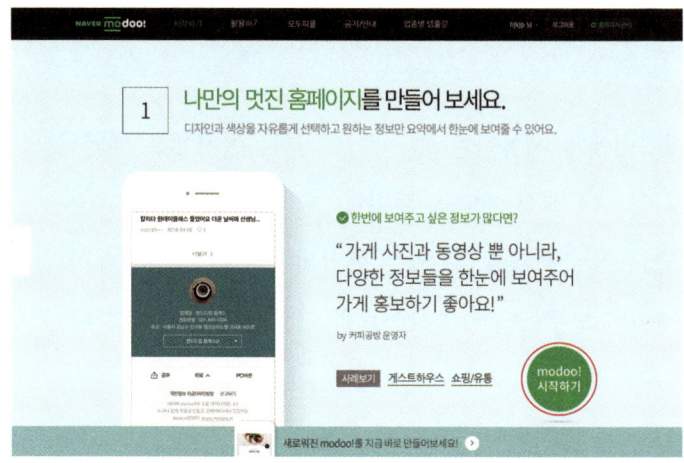

⑤ 홈페이지 활용 안내 받기에 둘 다 체크 후 「확인」을 클릭한다.
(톡톡: 네이버 사업자용 채팅 프로그램)

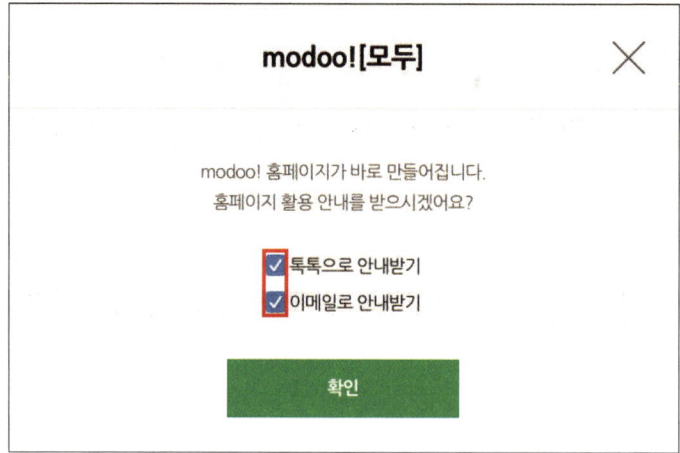

⑥ 설문에 대답한다. 대답하지 않아도 되지만, 기술적으로 자신이 없으면 여기에서 선택하는 것이 편리하다.

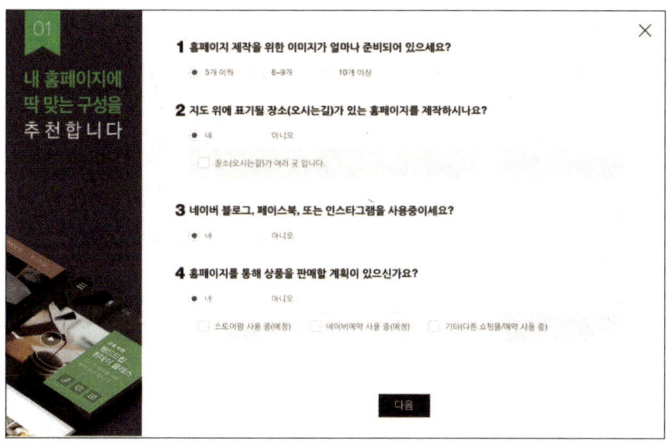

1. 홈페이지를 위한 이미지: 이미지가 많지 않다면 5개 이하
2. 표기 될 장소가 있는가?: 오프라인 샵이나 정해진 세션룸이 있는 경우 「네」 선택

   ※여러 곳인 경우 추가되는 메뉴에서 한 번 더 체크
3. 운영 중인 혹은 운영할 네이버 블로그, 페이스북, 인스타그램이 있는가?: 있으면 「네」 선택

   ※쇼핑몰을 운영할 예정이 없다면 추가메뉴에서 「네이버 예약」을 선택
4. 판매할 상품이 있는지?: 있으면 「네」 선택

⑦ 분류 선택: 「프리랜서(지식)」의 템플릿을 선택하고 하단의 「확인」을 클릭한다.

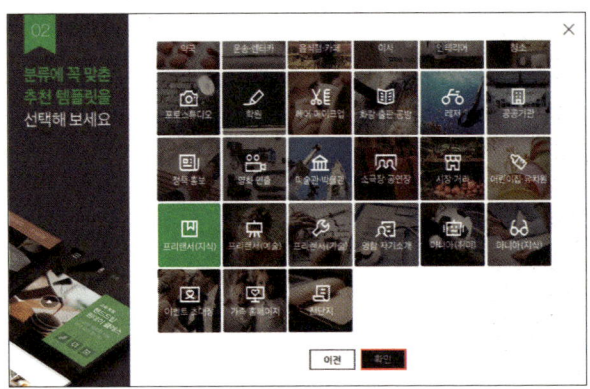

⑧ 세부 조정: ⑥, ⑦을 기반으로 하여 기본적인 세팅이 맞추어지며, 여기에 맞춰 이미지, 문구, 제목 등을 입력한다.

[모두 세부 조정]

다음은 세부 조정 화면이다.

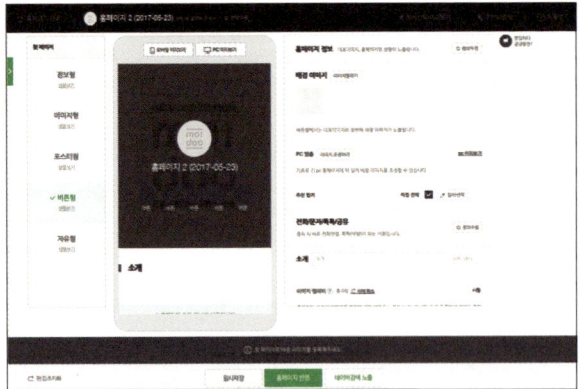

① URL 입력: 「URL을 입력해 주세요」를 클릭한다(빨간 박스 안의 어느 것을 눌러도 같은 창이 뜬다.)

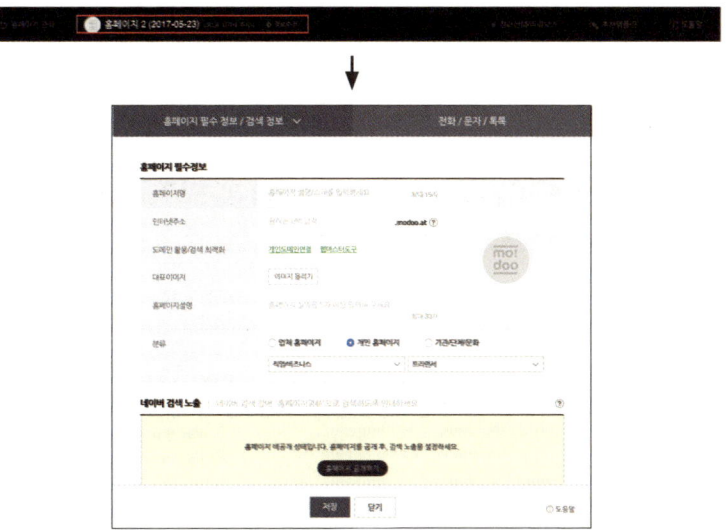

-홈페이지 필수 정보 / 검색 정보
- 홈페이지명: 홈페이지의 이름(블로그, 카페명과 같은 개념)
- 인터넷 주소: 홈페이지의 URL

  (aaa라면 URL은 aaa.modoo.at이 됨)
- 도메인 활용 / 검색 최적화

  |개인 도메인 연결: 본인의 다른 도메인과 연결할 수 있는 기능

  |웹마스터 도구: 네이버/구글 웹마스터 도구 연동 기능

  (하면 좋음)

V. 힐링샵 오픈하기

- 대표 이미지: 원 안에 들어가는 이미지
- 홈페이지 설명: 원 아래 간단히 들어가는 설명
- 분류: 홈페이지의 분류

　－전화 / 문자 / 톡톡

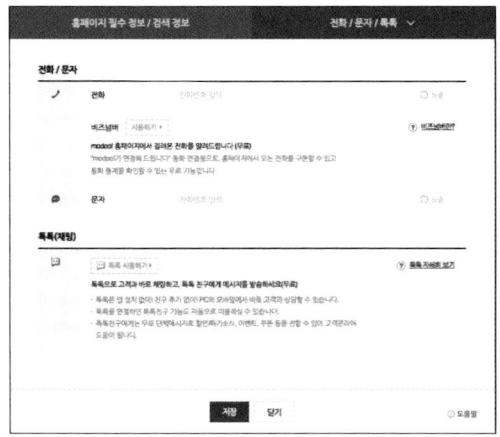

- 전화: 전화번호 입력－아래 비즈넘버를 사용하면 번호를 다른 번호로 바꿔준다.
- 문자: 문자를 받을 번호 입력(없으면 안해도 됨)
- 톡톡: 카톡과 같이 고객과 채팅할 수 있는 기능
　　　　가능하면 해 두는 것이 좋으며 홈페이지를 공개한 후에 사용 가능하다.

② 배경 이미지: 원 뒤의 배경 이미지를 삽입하는 것이며 5MB보다 작은 이미지 파일만 선택 가능하다.

③ 추천 컬러: 홈페이지의 전체적인 톤을 결정한다. 추천 컬러 혹은 다른 컬러를 선택해도 된다.

④ 전화/문자/톡톡/공유: ①의 전화/문자/톡톡과 같은 기능이다.

⑤ 소개: 모바일에서 바로 보게 되는 페이지의 제목을 설정한다.

⑥ 이미지 갤러리: 홈페이지에 올라간 모든 이미지를 보여주는 기능이며, 필요에 따라 사용 여부를 설정한다. 보이고 싶지 않은 이미지는 보이지 않을 수 있다.

⑦ 소개/공지 한마디: ⑤의 소개에서 표시된 내용 아래에 나타날 내용들이다.

[기타 페이지 설정]

필요한 페이지를 입력하거나 삭제할 수 있다.

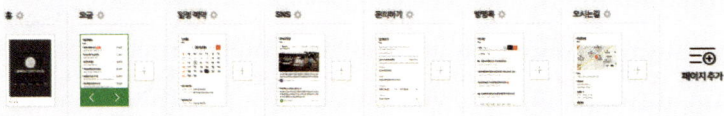

① 기본 사용법

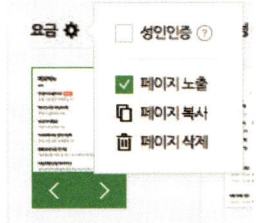

- 설정 아이콘을 클릭: 해당 페이지 복사/페이지 삭제 옵션
- 페이지를 드래그하면 위치를 옮겨 순서를 바꿀 수 있다.
  (순서: 왼쪽부터 상단, 오른쪽으로 갈수록 하단)

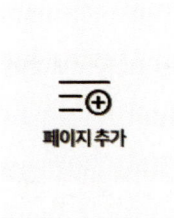

- 페이지 추가: 세부 페이지 요소 추가

② 스토어 페이지(요금)

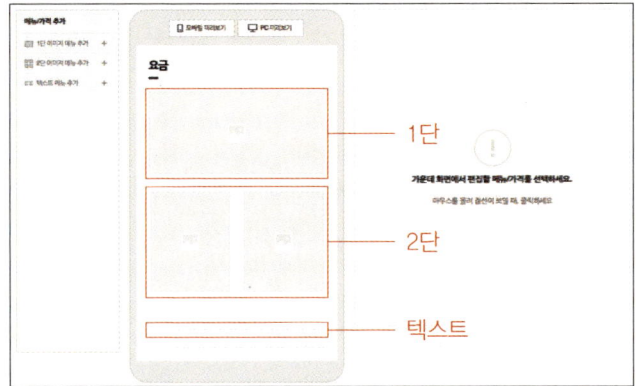

- 1단, 2단, 텍스트 형태로 상품/가격/설명을 넣을 수 있다.
- 가격은 총 10글자(한글 들어갈 수 있음)
- 1단 이미지: 상품 이미지 1개 + 제목 + 설명
- 2단 이미지: 상품 이미지 2개 + 제목 + 설명
- 텍스트 메뉴: 제목 + 설명

③ 스케줄 페이지(일정 예약)
- 세팅에서는 할 수 있는 것이 없다.
- 실제 홈페이지를 운영할 때 입력이 가능해진다.

④ SNS 페이지(SNS)
- 블로그, 페이스북, 인스타그램 연동 가능

⑤ 문의하기 페이지

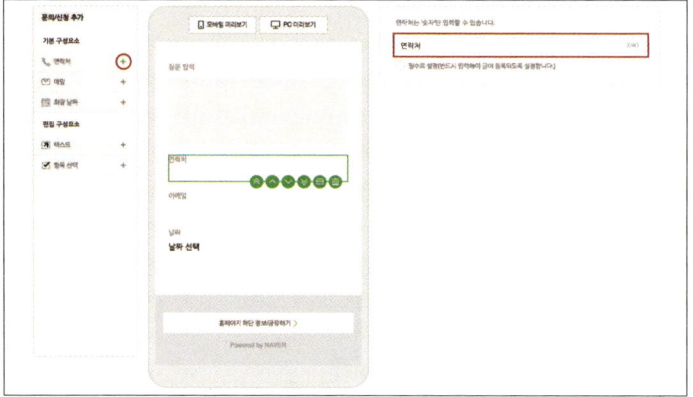

- 좌측의 구성요소(+)를 클릭하면 중간의 「문의하기」 페이지에 추가되고, 우측칸에 정보를 입력해 넣으면 된다.
- 중간 페이지의 요소를 클릭하면 수정할 수 있다.

⑥ 게시판 페이지(방명록)
- 운영자가 공지사항으로 사용하거나 방명록, 후기 등으로 사용할 수 있다.
- 게시판형/카드형으로 모두 사용 가능

⑦ 매장/영업정보 페이지(오시는 길)
- 장소가 있는 경우 장소를 등록한다.
- 사업장의 기본정보와 영업시간 등을 등록할 수 있다.

⑧ 그 밖의 추가 페이지

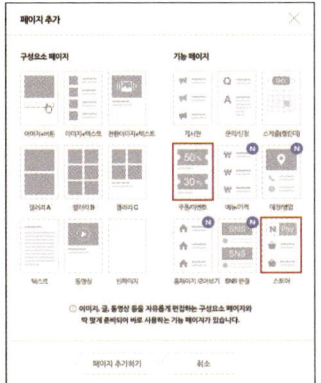

- 쿠폰/이벤트 페이지: 쿠폰이나 이벤트를 작성하여 등록 가능
- 스토어 페이지: '스토어팜'을 이용시 연동 가능

기존에 스토어팜이 없으면 새로 가입해야 한다.

[네이버 예약]

예약 관련을 모두 관리할 수 있는 솔루션이며 모두(modoo)와 연동하여 사용 가능하다.

[네이버 스토어 팜]

앞서 말한 원석 등을 판매하기 위해서는 쇼핑몰을 구축해야 한다. 대부분의 쇼핑몰들이 무료로 구축이 가능하지만 네이버 스토어 팜의 경우 특히 설정이 간단하기에 다른 쇼핑몰을 운영해 본 경험이 없다면 네이버 쇼핑몰인 스토어 팜을 사용하는 것도 좋을 것이다.

[손인균 님 정리]

3. 네이버 폼

네이버 폼은 세션이나 교습 등을 신청하는 신청 양식으로 사용하면 좋다.

① 네이버 오피스에 들어간다.

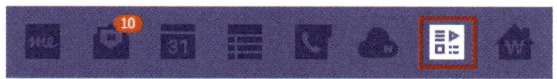

② 왼쪽 상단의 새 문서 〉네이버 폼 클릭

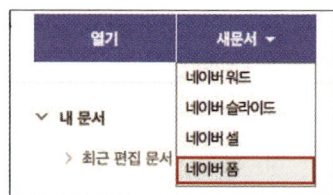

③ 폼 본문을 작성한다.

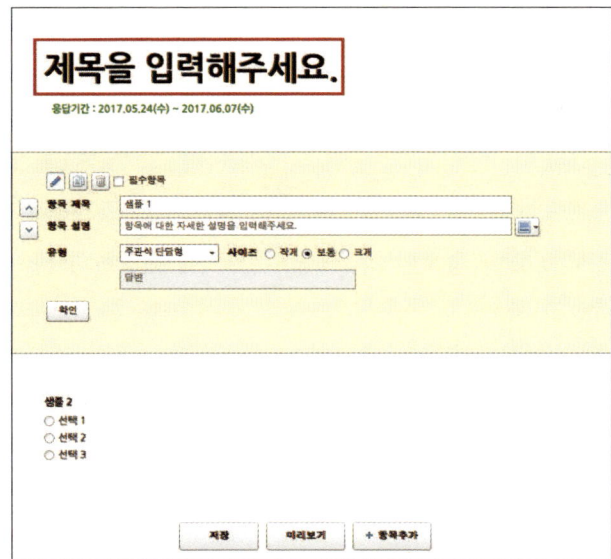

- 제목: 빨간 박스를 클릭 시 폼 제목 및 기간 설정이 가능하다.

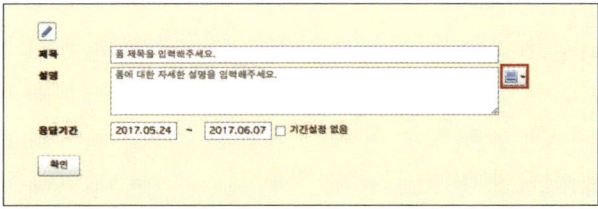

- 각 칸에 내용을 넣으면 반영된다.
- 설명 옆 빨간 박스를 클릭하면 이미지 삽입이 가능하다.
- 응답기간은 기간 설정 가능 및 기간 설정 없이도 가능하다.

④ 설문

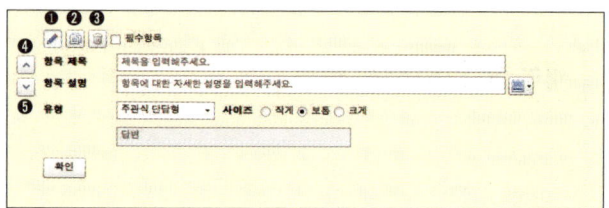

- 반드시 필요한 항목인 경우「필수항목」에 체크한다.
- 아이콘 설명

  ❶ 편집

  ❷ 복사

  ❸ 삭제

  ❹ 해당 항목을 위로

  ❺ 해당 항목을 아래로

- 유형

|주관식 단답형: 이름, 간단 의견 등을 받을 때

 -사이즈를 조절 할 수 있다.

|주관식 서술형: 매우 긴 글을 받을 때

|단일 선택형: 여러 선택지 중 한 가지만 선택할 수 있을 때

|복수 선택형: 여러 선택지 중 여러개를 선택할 수 있을 때

 -선택 가능 수를 제한할 수 있다.

|목록 선택형: 단일 선택형과 비슷하나 여러 목록 중 선택

|선호도형: 특정 예시에 대한 선호도를 입력

|표형: 특정 사항에 대해 몇 가지 선택지를 선택

|날짜/시간: 날짜 혹은 시간 입력 가능

|연락처: 연락처 입력 가능

|주소: 주소 입력 가능

|금액/숫자: 숫자만 입력 가능

|이미지: 이미지 첨부 가능

|파일: 파일 첨부 가능

⑤ 저장

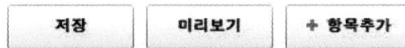

- 저장: 작성한 폼을 저장(네이버 클라우드에 파일 형태로 저장)
- 미리보기: 폼이 어떻게 반영되어 나오는지 미리 볼 수 있다.
- 항목추가: 추가 항목을 만들 때 사용하여 항목을 늘릴 수 있다.

⑥ 폼 공유

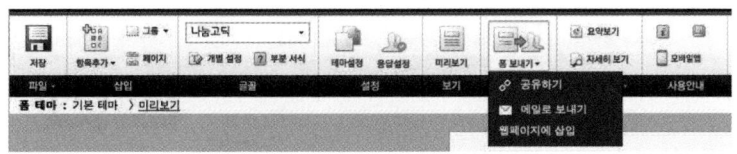

메뉴→폼 보내기→공유하기/메일로 보내기/웹페이지에 삽입

- 공유하기: 네이버 클라우드에 저장 후 사용 가능하다.

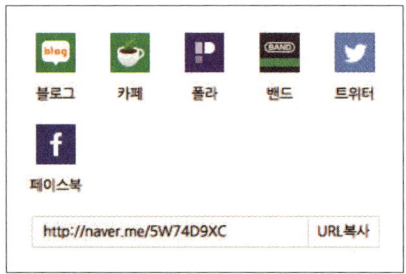

위와 같은 창이 나타나며 퍼가고자 하는 플랫폼(블로그, 카페 등)을 선택하면 퍼갈 수 있는 창이 나타난다.
- 메일로 보내기: 다른 사람에게 이메일로 발송할 수 있다. 네이버에서 폼을 포함시킨 이메일 작성 창을 띄워준다. 받을 사람의 이메일을 적고 전송한다.
- 웹페이지에 삽입: 클릭 시 다른 페이지에 링크 삽입이 가능한 태그가 클립보드에 복사된다. 다른 게시판 등에서 html 모드를 통해 삽입 가능하다.

⑦ 응답 결과를 셀로 만들기

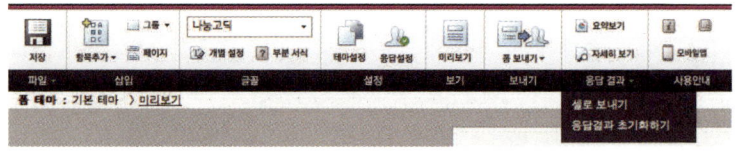

메뉴→응답결과→셀로 보내기

- 셀로 보내기를 했을 경우, 해당 폼의 제목으로 셀이 형성된다.

|저장하지 않으면 셀이 사라지므로 주의한다.

|각 항목의 문항(제목)으로 세로축이 지정된다.

|TIMESTAMP: 설문을 완료한 시점

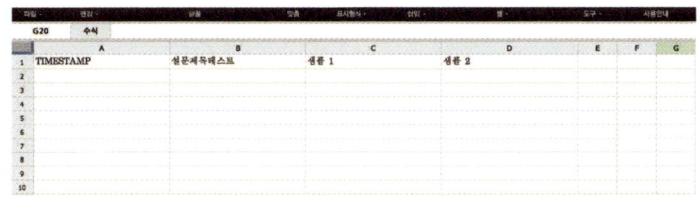

[손인균 님 정리]

4. 마케팅

 마케팅의 경우 어렵게 생각하지 말고 내 기공 능력을 필요로 하는 사람들에게 나를 알리는 것이라는 것만 이해를 해두도록 하자. 대개 검색을 하게 되는 과정은 다음과 같다.

 1단계 : 자신이 불편한 것을 검색한다.
 2단계 : 자신의 불편함에 적합한 키워드를 찾게 된다.

3단계 : 키워드를 통해서 그 해결책들을 찾아보고 가장 적합한 해결책을 정한다.

4단계 : 그 해결책을 제공하는 곳들 중에서 집이나 직장에서 가까운 지역을 찾는다.

그러므로 만일 누군가가 허리가 아프다면 우선 '허리 아픔'으로 검색을 하게 된다. 그리고서 자신의 증상이 디스크로 인한 것이라고 생각이 들면 '디스크'로 검색을 할 것이다. 그러면 디스크를 치료하는 여러 가지 방법들이 나오는데 그중에서 한 가지를 정하게 된다. 이때 만일 이 사람이 '기공'을 그 해결책으로 선택하게 되면 이제 자신이 사는 지역인 '수원'과 '기공'을 연계해서 검색을 하게 될 것이다. 그러므로 가능하면 검색에서 수원과 기공이 함께 나오도록 하는 것이 좋다. 이러한 방식으로 어딘가 있을 나의 도움을 필요로 하는 사람에게 내가 가장 잘하는 것으로 도움을 주려면 어떠한 경로로 내게 연결이 되어야 할지를 생각하고 실천하는 것을 마케팅이라고 여기면 된다.

5. 빙글

페이스북이나 트위터 같은 마케팅이 혼합되어 있는 SNS에 질려있는 분에게 추천해주고 싶은 SNS가 바로 빙글이다. 글의 주제가 제한적이고 대중들이 관심을 가지지 않는 분야라면 유입이 힘들지만 그 반대로 글의 주제가 대중적이면 보다 많은 방문자를 모을 수가 있다.

빙글은 취미 공동체 SNS

빙글은 같은 취미를 가진 사람들의 공동체(커뮤니티)이다. 그렇기에 커뮤니티가 가장 핵심적인 기능을 하고 있다.

커뮤니티, 카드, 컬렉션

빙글은 글을 작성한 후 글에 주제에 해당하는 카테고리로 보내야 하는데 그곳이 바로 커뮤니티이다. 커뮤니티는 페이스북에서 그룹에 해당한다. 관심사가 같은 사람끼리 묶어주는 공간이다. 빙글에서 글을 쓴 게시물은 카드라고 부른다. 또 빙글에서는 글을 발행하는 것을 카드를 만든다고 표현한다.

| 커뮤니티 취미 모임 | 카드 게시물 | 컬렉션 스크랩 공간 |

컬렉션

빙글은 커뮤니티, 카드, 컬렉션으로 구성된다. 컬렉션은 스크랩 공간이라고 볼 수 있다.

자동차 잡지, 패션 잡지, 메이저리그 잡지 등으로 생각할 수 있다. 카드를 발행하기도 하고 좋은 정보가 담긴 카드를 모아둘 수 있다. 카드를 모으는 곳이 컬렉션이다. 카드를 만들면서 커뮤니티에 보내고 자신의 컬렉션에 모아둔다. 다른 사람의 카드를 컬렉션에 수집할 수도 있다.

카드와 커뮤니티 관계

'농구의 웃긴 동영상 모음'이라는 제목으로 카드를 만들었다. 그럼 이 카드를 야구커뮤니티에 올릴 수도 있고 웃긴 동영상 커뮤니티에도 올릴 수가 있는 것이다.

카드와 컬렉션 관계

카드를 만들어서 커뮤니티로 보내는 개념과 반대로 카드를 가져오는 개념이 있다. 빙글을 개설하면 기본적으로 컬렉션 하나가 자동으로 생긴다. 글 보관함 기능을 하는 이 컬렉션이 반드시 필요한데 컬렉션이 없으면 카드를 생성시킬 수 없다.

컬렉션은 편집자 같은 역할을 만들어 준다. 자신이 카드를 작성하지 않아도 인상적인 카드를 잘 모아두면 멋진 공간을 만들 수 있다.

컬렉션을 여러 개 만들 수 있고 글 하나가 여러 컬렉션으로 들어갈 수 있다.

빙글은 커뮤니티 중심

정리하면 커뮤니티를 위한 공간이고 카드로 커뮤니티, 컬렉션과 소통할 수 있다. 필요하면 커뮤니티 공간도 빙글에게 만들어 달라고 요청할 수 있다.

현재 커뮤니티 공간은 2,000개가 넘는다고 한다.

퍼블리셔, 카드, 컬렉션 관계

카드를 만드는 사람을 퍼블리셔라고 한다. 다음은 메이저리그 커뮤니티에 활동하고 있는 퍼블러셔와 컬렉션이 소개되어 있다. 퍼블리셔들은 카드를 공급해주는 사람이자 동시에 컬렉션을 가진 사람이기도 하다. 모든 사람에게 컬렉션 공간이 최소 하나씩 주어진다. 사용자가 원하면 컬렉션 공간을 늘려나갈 수 있다.

빙글 둘러보기

빙글의 주소는 다음과 같다.

http://www.vingle.net/

위 주소로 들어가면 다음의 화면이 나온다. 먼저 가입하기 전에 빙글이 어떤 시스템인지 알아보자. 딱지같이 생긴 동그라미가 커뮤니티이다.

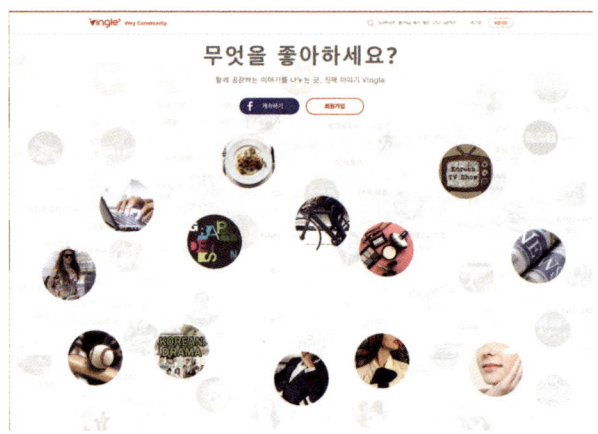

사랑과 연애 중심 커뮤니티 둘러보기

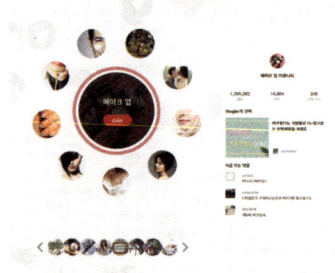

요즘 여성뿐만이 아니라 남자들도 메이크업에 관심이 많다.

메이크업 커뮤니티를 들어가면 네일, 다이어트, 맨즈 그루밍, 스킨케어, 코리아 뷰티 등 다양한 경로로 커뮤니티가 이어져 있다.

빙글은 그래프 구조

빙글은 계층적 구조로서 노드(Node)와 링크(Link)가 이어져 있는 그래프(Graph)이다.

링크에 해당하는 것은 커뮤니티, 카드, 컬렉션이다. 이 관계가 개념적으로 서로 연결되어 있다.

이것은 서로 대등한 관계로 링크, 즉 관계가 맺어있다는 이야기이다. 아래 그림처럼 그래프 형태로 묶여 있는 시스템이 빙글이다. 필자가 말하고 싶은 것은 상하관계가 없다는 것이다. 하지만 검색이나 분류를 할 때 유용한 구조인 트리구조를 인터페이스에서 제공하기도 한다.

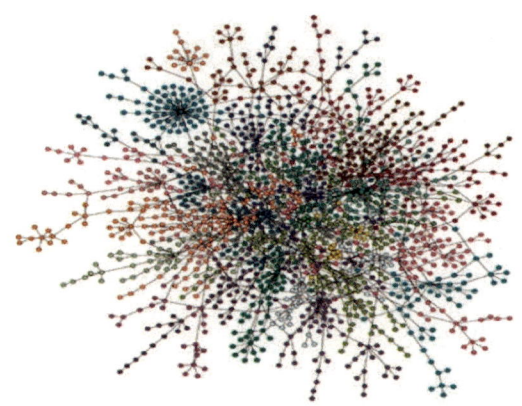

빙글 시작하기

① 빙글 가입하기

가입은 SNS 아이디를 사용하므로 매우 편리하다. 만약에 없다면 구글 아이디를 만들면 된다. 페이스북, 트위터, 구글 사용자는 클릭만으로 손쉽게 가입할 수 있다. 아래와 같은 화면이 나오면 빙글에서 쓸 아이디와 이메일, 비밀번호를 남겨 가입한다.

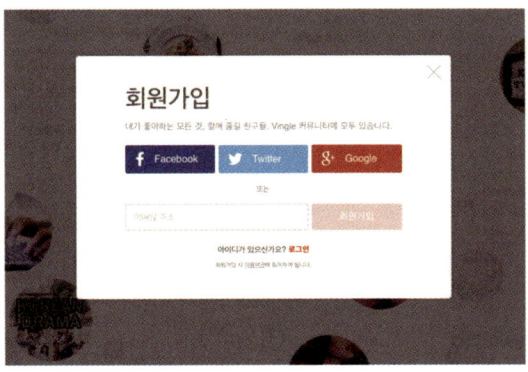

아이디가 자신의 페이지 이름이 되므로 신중하게 결정한다.

② 커뮤니티 선택

빙글 가입을 완료하면 다음과 같은 화면이 나온다. 자신의 관심 분야를 모두 클릭한다. 언제든지 커뮤니티와 연결을 끊을 수 있기 때문에 가능한 관심사를 여러 개 택하는 게 좋다. 페이지에 나와있는 커뮤니티는 인기가 많고 활성화가 잘 되어있는 커뮤니티들이다. 커뮤니티 수가 현재 3,000개 이상이 된다고 한다.

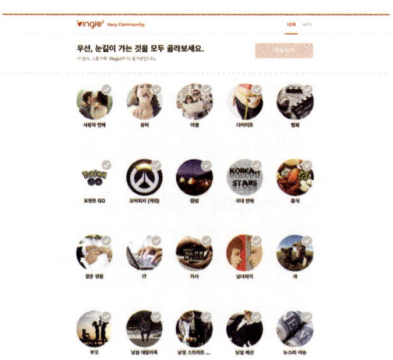

③ 컬렉션 팔로우

커뮤니티에 가입했으면 빙글 구성 요소 중 하나인 컬렉션을 팔로우한다.

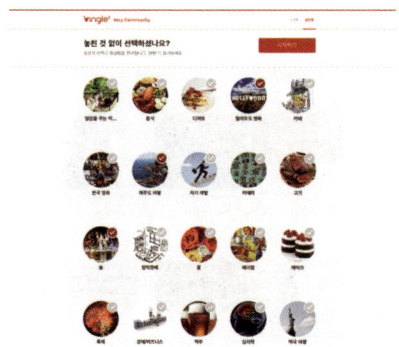

④ 빙글의 독특한 개념 컬렉션

커뮤니티의 가입은 공동체에 소속되는 개념이고, 컬렉션은 개인이 발행한 글 등을 팔로우 또는 구독하는 개념이다. 하지만 빙글에서는 특별한 개념이 있다. 내가 원하는 컬렉션, 즉 잡지를 다양하게 만들 수 있다.

빙글에서는 원하는 컬렉션을 무한하게 늘려갈 수 있고 해당 컬렉션마다 팔로우하는 개념이므로 다른 취미 활동을 분리할 수 있다. 심리학을 위한 공간, 블로그 운영을 위한 공간, 음악을 위한 공간 등 다양한 장르로 만들어 갈 수 있다. 이것은 빙글의 가장 큰 매력이다.

⑤ 빙글의 홈 둘러보기

커뮤니티의 선택과 컬렉션 팔로우가 끝나면 아래처럼 자신의 홈 공간이 나온다.

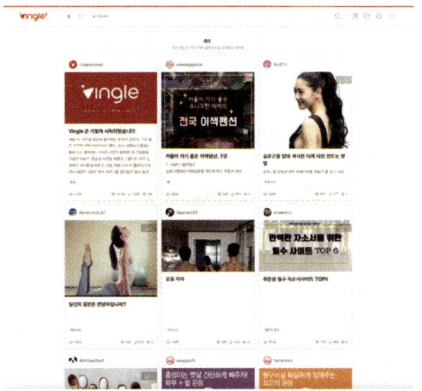

자신의 홈은 SNS에서 말하는 타임라인, 담벼락, 대시보드 개념과 똑같다.

각 커뮤니티를 선택하면 커뮤니티에서 올라온 카드를 볼 수 있다.

⑥ 빙글의 '좋아요', '클립' 기능

마음에 드는 카드가 나오면 '좋아요' 하트를 클릭하고 소장하고 싶은 정보라면 자신의 컬렉션으로 클립한다.

⑦ 카드 만드는 방법
1. 우측상단 펜 모양 글쓰기 버튼을 누른다.

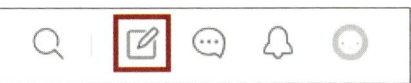

2. 사진, 동영상, 링크 중 하나를 선택한다. 이제 사진, 동영상 등 글을 채워 나갈 차례다.

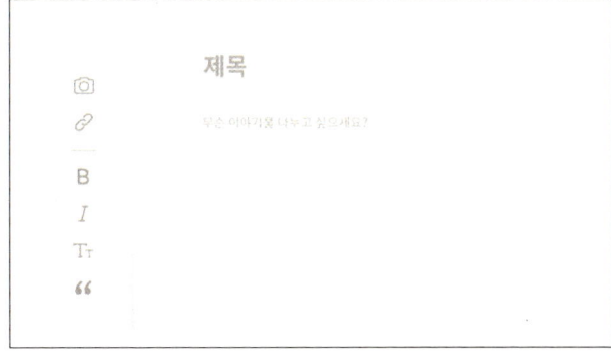

3. 동영상이나 사진을 클릭하여 채워나간다. 1장만 선택해도 된다.

4. 제목과 내용을 채워 넣는다. 기존 SNS에 글 남기듯이 남기면 된다. 짧아도 크게 상관없다. 하지만 제목과 내용을 모두 채워 넣는 게 바람직하다.

5. 언어 선택에 한국어를 클릭한다. 「Korean」이라고 되어 있는 버튼을 누른다.

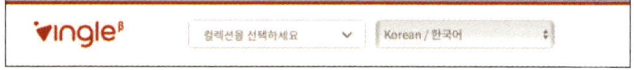

6. 컬렉션 선택에 원하는 컬렉션을 추가한다. 최소 1개는 되어야 하고 여러 개 추가해도 상관없다.

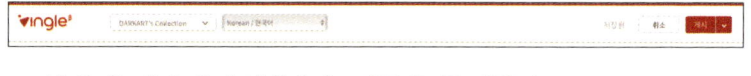

선택 후 우측상단의 「게시」 버튼을 클릭한다.

7. 커뮤니티 선택: 다음의 창이 뜨면 해당 커뮤니티를 써 넣거나 창에 보여지는 커뮤니티를 클릭하면 선택이 된다. 예를 들어서 '메이크업'이라고 쓰면 관련 커뮤니티가 모두 뜬다. 원하는 커뮤니티를 클릭하면 선택된다.

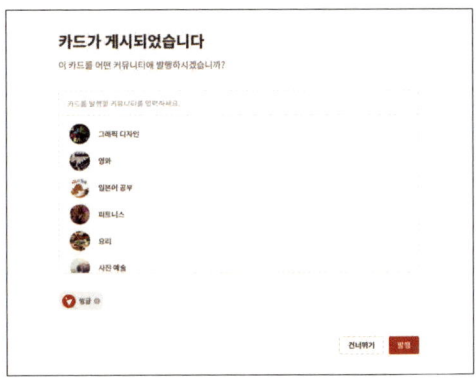

8. 모든 게 준비가 되었다면 「발행」 버튼을 클릭한다. 「발행」 버튼을 누르면 카드가 바로 등록된다. 그렇게 하지 않고 「예약하기」 방법이 있다. 우측상단 「게시」 버튼의 화살표를 클릭하면 「예약하기」가 보여진다.

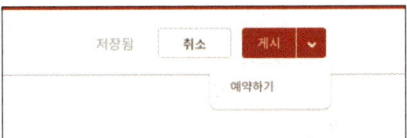

9. 예약하기: 말 그대로 예약해서 글을 보내는 기능인데, 예약 기능을 원한다면 이 기능을 활용하도록 한다. 그리고 예약된 카드로 가서 확인 및 수정할 수 있다.

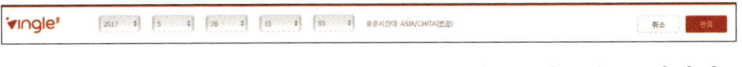

원하는 날짜, 시간을 설정한 후 우측 「완료」 버튼을 클릭한다.

10. 발행한 카드 및 전반적인 정보를 보고 싶다면 ❶우측상단의 대표 아이콘 모양을 클릭한 후 다음과 같이 창이 나오면 ❷아이디를 다시 한번 클릭한다.

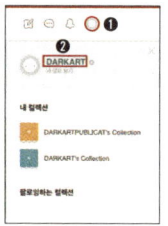

그러면 다음과 같이 커버, 컬렉션, 카드, 커뮤니티 정보를 한눈에 볼 수 있다.

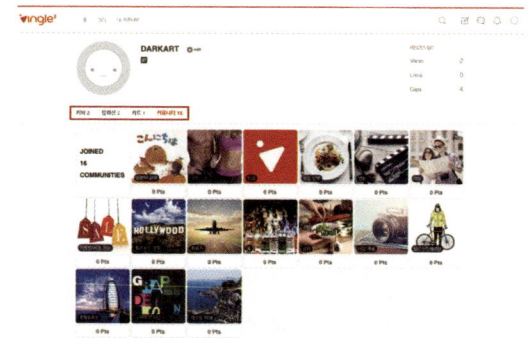

글 작성 시 주의사항

① 제목과 내용을 꼭 기재

빙글 카드를 만들 때 제목과 내용은 필수사항에 가깝다.

페이스북, 트위터, 카카오스토리 등 제목을 넣는 SNS는 찾아보기 힘들다. 그래서 제목은 선택 사항인데, 빙글러들은 제목이 있는 카드를 좋아한다. 그러므로 카드에 제목을 넣는 것을 추천한다.

② 짧은 글로 흥미 유발

간단하게 흥미를 유발할 수 있는 그런 몇 마디 글이면 충분하다. 본문 글이 많으면 아무래도 빙글러들과 소통하는 데 도움을 줄 수 있다. 글이 없고 상투적인 글에 지나지 않는다면 호응을 얻기 힘들다. 이 글이 전부가 아니라는 것을 강조하기 위해 한 번 더 링크를 걸어둔다.

③ 링크 글, 강한 거부감

사용자 대부분은 사이트 공간 밖으로 나가는 것을 좋아하지 않는다. 링크를 클릭하는데 강한 저항감이 있다. 무의식 속에 광고, 이상한 사이트 등이 열렸던 경험이 있기 때문에 신뢰할 수 없는 곳이라면 클릭하는데 망설여진다.

④ 인상적인 소개 글로 링크를 따라가게 만들자

링크를 따라가는 것이 강한 거부감이 있기 때문에 적절한 소개 글이 필요하다는 말이다. 컨텐츠 내용이 너무 많아 빙글에 모든 걸 올릴 수 없다는 인상을 남겨주는 것이 좋다. 그런 신뢰가 구축되면 많은 유저들이 이 카드를 만드는 퍼블리셔는 신뢰할 수 있다는 인식이 들게 되고 링크의 저항감이 사라지게 될 것이다.

⑤ 빙글의 중재자 모더레이터

빙글에는 다른 SNS와 다르게 모더레이터(Moderator)가 있다. 모데레이터는 중재자 역할을 한다. 그렇기에 이것은 커뮤니티를 대표하고 파수꾼 같은 역할을 하는 순수 사용자이다. 모더레이터는 실제 운영자는 아니지만 자발적으로 커뮤니티가 좋은 방향으로 흘러가도록 조정하는 역할을 담당한다.

논란이 되거나 불쾌감을 주거나 해당 커뮤니티에 필요 없는 카드라고 판단되면 그 카드를 차단시킬 수 있는 권한을 가지고 있다.

⑥ 빙글만의 룰에 익숙해지자

빙글에서 빙글만의 룰을 따라야 한다. 만약에 빙글의 룰을 지키지 않았다면 카드가 차단되어 사용자에게 보이지 않을 것이고 시정해 달라는 메세지를 받게 된다.

⑦ 빙글러가 싫어하는 카드

다른 카드는 모두 제목과 글이 있다. 제목도 없고 내용도 없고 자신의 블로그가 연결된 링크 글뿐이면 이런 글은 빙글러의 공감을 사기 힘들다.

⑧ 모더레이터가 좋아하는 카드

본문 내용이 많을 필요는 없다. 적당히 관심을 불러일으킬 만한 글을 넣으면 된다. 그런 글을 쓰면 댓글 개수가 많아지게 되고, view point가 올라가면 카드가 독자들에게 많이 보여지게 될 테고 더 많은 구독자를 보유하게 될 것이다. 그러면서 신뢰할 수 있는 퍼블리셔로 성장하게 된다.

⑨ 정보성 홍보 글이라면 OK

빙글의 장점은 컨텐츠가 매우 클린하다는 점인데 카카오스토리나 카카오채널에 사용자는 많지만 업자들의 홍보 글이 너무 많아 불쾌해져서 어느 순간부터 거의 가지 않게 된다. 빙글에서도 상품 홍보 글을 올려도 된다. 하지만 정보성이 없는 그런 홍보 글이라면 광고로 인식하게 될 것이고, 또한 불쾌한 것으로 여기면 그 카드는 제재를 받게 될 것이고, 계속 제재를 받게 되면 그런 카드들은 사용자들에게 보이지 않게 될 것이다. 사용자에게 도움이 되는 좋은 정보라면 홍보 글이라도 큰 문제가 되지 않을 것이다.

⑩ 커뮤니티 선택 시 주의사항

카드 발행 시 커뮤니티를 선택할 때 유의해야 할 사항이 있다.

패션에 심리학 관련 정보 글을 올린다던가 하면 모더레이터가 그렇게 하지 말라고 댓글을 남기거나 신고를 받아 제재를 받게 된다. 커뮤니티를 잘 못 선택하면 불이익이 있으니 관련 커뮤니티에 글을 올리길 바란다.

Q: 궁금한 게 있는데, 1.4k 이런 거 있던데 k는 무슨 뜻인가요?

A: kbytes를 쓰듯이 K는 킬로(kilo)를 말한다. 보통 K는 1,000을 나타내며. 1.4k 는 1.4×1000= 1,400 이 된다. 보통 짧게 표시하려고 쓴다.

그러므로 2K Views는 2,000명이 봤다는 뜻이 된다.

[정연섭 님 정리]

결어 : 어떠한 삶을 살 것인가?

만일 언어가 통하지 않는 어떠한 오지에 갔다고 하자. 지금까지 알고 있던 대부분의 지식이나 기예들은 문명이 단절된 곳에서는 사용이 불가능하다. 하지만 기공 능력은 언어와 문명과 무관하게 통용이 될 수 있는 지식과 능력이다. 그렇기에 나는 새로운 세상과 만나는 것에 두려움이 없다. 지금 하고 있는 일을 그만두고 기공사가 될 필요는 없다. 하지만 현재 나의 삶에 기공사로서의 삶이 더해지는 것만으로도 많은 부분 흥미로운 일들이 일어나게 된다. 기공을 하기 전과 후의 나의 삶은 완전하게 바뀌게 되었다. 게다가 기공은 종교적인 부분이 거의 없기에 어떠한 종교를 믿는 사람들과도 소통하는 것에 문제가 없다.

저자 역시도 전업으로 기공 치유를 하지 않고 따로 직장을 다니면서 이를 행하고 있다. 하지만 이미 두 번째 서적을 내고 두 번의 초청 강의를 마치게 되었다. 개인 세션이나 개인 상담도 많아지고 많은 이들과 즐거운 소통을 하며 살고 있다. 이것의 시작은 수년 전에 기공을 하며 마음속에 그린 이러한 삶에 기운을 넣어준 것에서 시작이 된 것이라 여긴다.

먼젓번 서적인 【기공과 에너지 힐링】은 좀 더 다양한 기공적 지식을 알리는 것에 치중을 했다면 이번 서적은 좀 더 실천적인 부분에 포커스를 맞추었다. 기공사로서 산다는 것은 정말로 신나는 일이며 이러한 신나는 라이프를 많은 분들이 즐기기를 기원하며 오늘도 무슨 즐거운 소통과 만남이 있을지 기대하며 하루를 시작한다.

일본의 레이키(靈氣)에서는 특별한 파동을 지닌 도형으로 치유의 에너지를 전달하고 있다. 필자가 창시한 젠키(禪氣)에서도 마찬가지로 도형을 통한 기의 전달을 하고 있다. 다음의 도형들에는 그러한 기가 담겨 있으며 정신공학 파트에서 다룬 부호사유의 원리가 담겨져 있다.

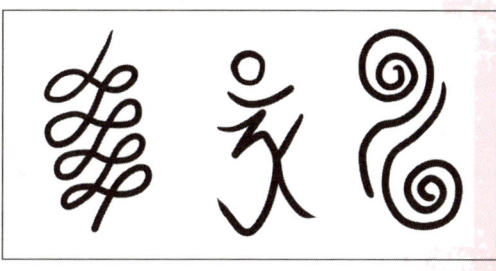

이 도형들을 떠올리거나 그려서 놓은 후에 다음과 같이 마음으로 기도를 하면 기운이 전달 될 것이다.

"*연꽃 속의 빛나는 보석이여 에너지 인드라망에서 밝고 영롱하게 빛나라.*"

마지막으로 깊은 가르침을 주시고 이끌어 주신 스승님께 감사를 드립니다. 해외 원석 구매 방법을 정리해 주신 김미연 님과 네이버 모두 홈페이지를 만들어 주신 이미애 님과 네이버 모두 사이트와 네이버 폼 사용법을 정리해 주신 손인균 님과 빙글 사용법을 정리해 주신 정연섭 님께 감사를 드립니다. 또한 늘 아름답게 책을 만들어 주시는 박기주 대표님께도 특별한 감사를 전합니다.

이 책을 보시는 모든 분들의 삶에 신비로운 에너지가 가득하기를 기원합니다.

부 록

기공사로서의 발전과 여성원리와 남성원리의 발현

기공사가 되고 나면 두 가지 면에서 더욱 향상을 바라게 된다. 하나는 더 깊은 의식의 세계를 체험하는 것이고 다른 하나는 더 강한 기공 능력을 얻는 것이다. 이 두 가지는 서로 연결되어 있기에 하나가 되면 다른 하나는 따라 오게 된다. 의식의 부분에서 서양의 경우 뉴롤로지컬 레벨이라는 것을 이야기한다. 이것은 다음과 같다.

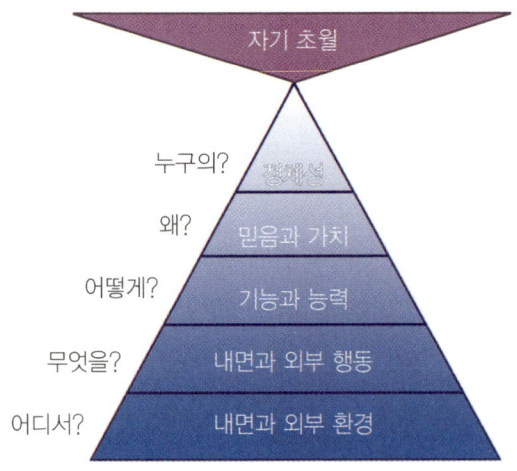

그러므로 환경에 종속되어 있던 의식이 점차로 주동적 능동적이 되어 가면서 기공의 고층차로 나아갈 수 있는 것이다. 하지만 이 방법은 의식이라는 보이지 않는 실체를 다루기에 모호한 면이 있다. 그래서 기공에서는 기라는 체험적인 대상을 사용해서 높은 의식 층차로 나아갈 수 있는 것이다. 그렇기에 어떻게 하면 기공능력을 키우는가가 관건이 된다.

그렇다면 기공 능력이란 과연 무엇일까? 기공 능력이란 뇌 척추 중추 신경계의 전자기적인 힘이 아닐까 한다. 그러므로 뇌와 척추 신경계가 강한 전기적인 느낌이나 자기적인 느낌을 가질수록 강한 기공력이 발휘되는 것을 체험할 수 있었다. 그러므로 기공력을 강화하는 수련도 역시 이것에 초점을 맞추어야 할 것이다.

앞서의 수련법들 중에서 기를 느끼기와 숫자 세기와 혜광을 보는 것을 꾸준히 하면서 다카후지 소이치로 선생이 전수한 다음의 방법을 사용해 보도록 한다.

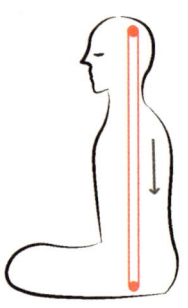

굵은 양기의 통이 몸 속을
지나 있는 것처럼 느낀다.

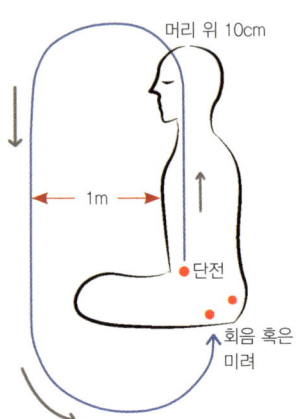

머리 위 10cm
1m
단전
회음 혹은
미려

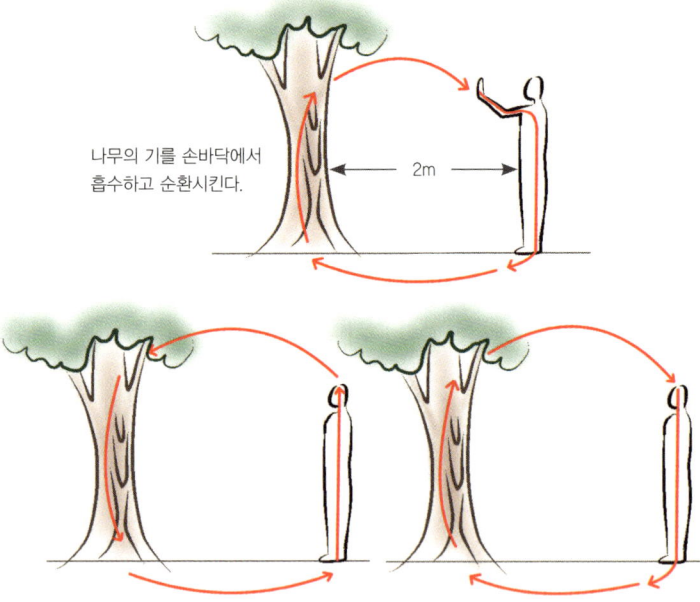

나무의 기를 손바닥에서
흡수하고 순환시킨다.

2m

머리에서 기를 내보내고
나무를 통과해서 순환시킨다.

익숙해지면 나무의 기를
머리로 흡수하고 순환시킨다.

주의할 점은 머리에서 기를 내보낼 때는 대천문으로 내보내고 들어오게 할 때는 소천문으로 들어오게 한다. 백회로 해서는 안 된다. 이와 같은 방식으로 뇌와 척추의 전자기적인 느낌을 강화해 가면 점점 더 강한 기공 능력을 갖추게 될 것이다. 특히 자신과 기의 파장이 잘 맞는 곳을 선정해서 이를 행한다면 정말로 빠른 시간 안에 기공 능력의 진보가 있을 것이다. 그 외에도【남종동파선도비전】에 나오는 신접법이라는 행법도 단기간에 기공력을 키워준다. 다음의 방법은 남녀 수행자가 서로 기를 나누는 것이다.

1단계 : 신체를 접촉해서 기를 느낀다.

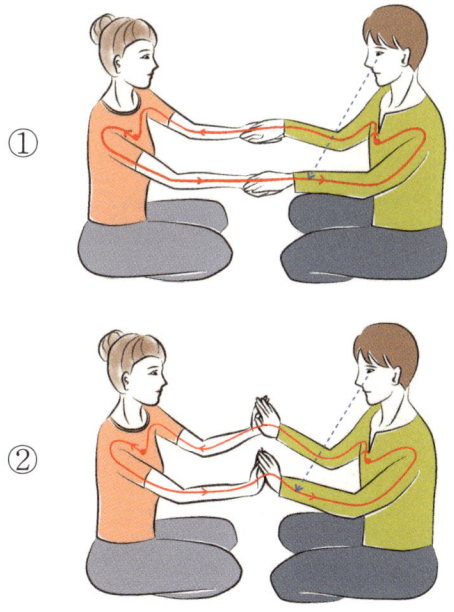

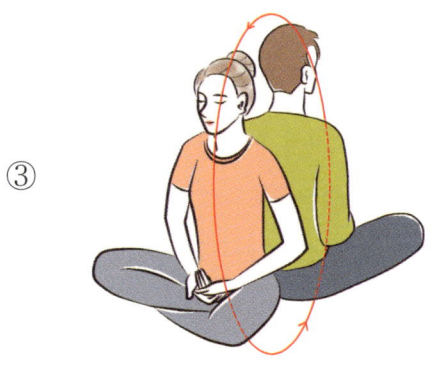

③

2단계 : 손을 좀 떨어지게 한 후에 기를 느낀다.

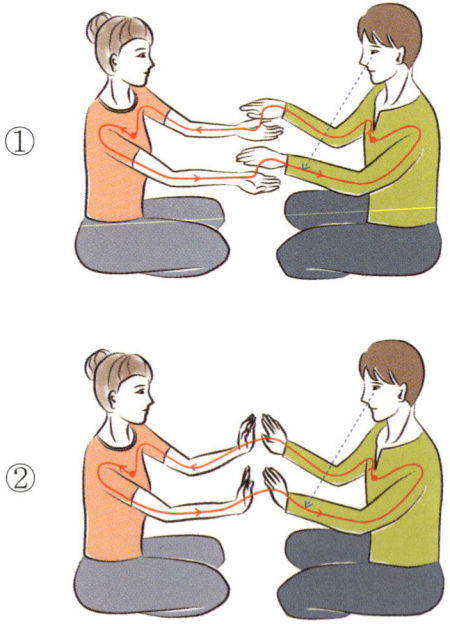

①

②

3단계 : 좀 더 떨어져 앉은 후에 기를 소통한다.

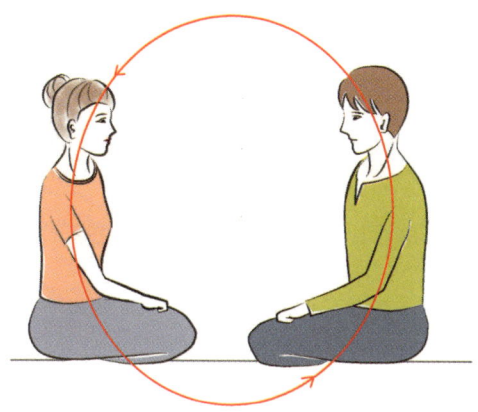

4단계 : 벽을 격하고서 기를 소통시켜 본다.

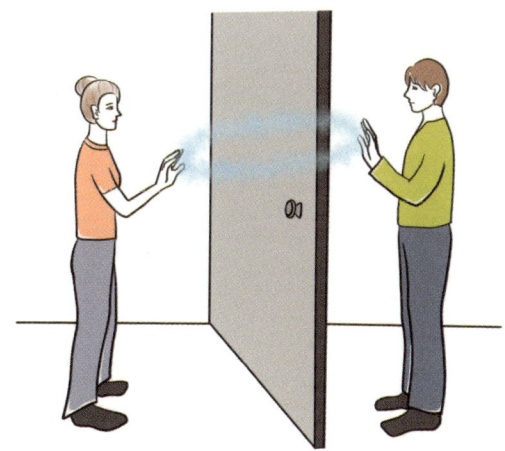

5단계 : 멀리 떨어져서 기를 소통시켜 본다.

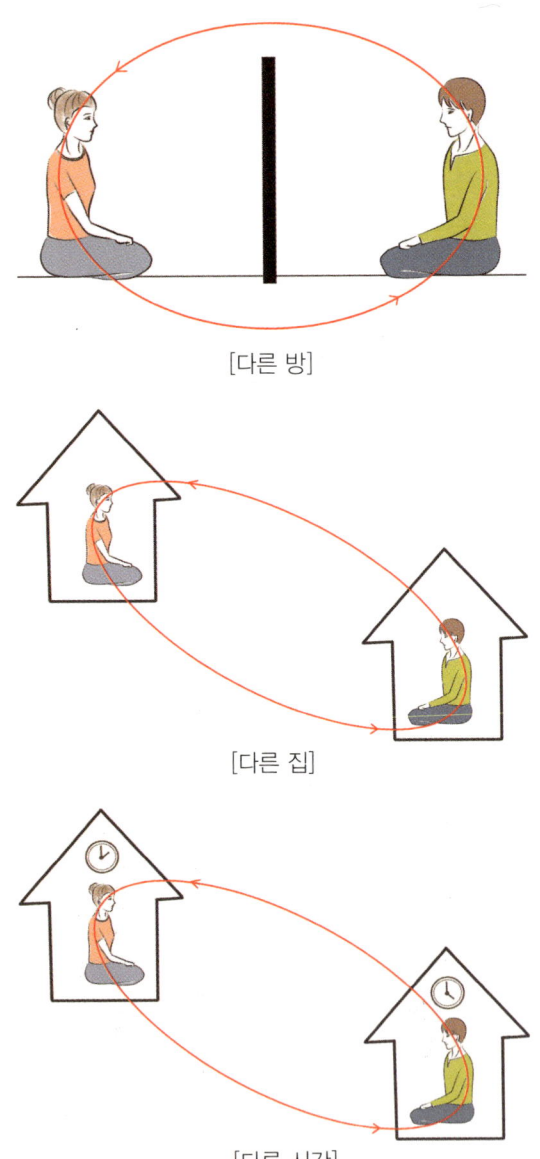

[다른 방]

[다른 집]

[다른 시간]

6단계 : 정보장의 추상도를 높여서 상대방의 기를 찾는다.

이 방법은 초범입성장의 출신입화의 행법을 사용한다. 구슬을 추상공간으로 보내서 높은 추상도로 올리도록 한다. 나라는 개인의 물리적인 몸보다 추상도가 높은 것이 기의 몸이다. 추상도가 낮은 물리적인 몸은 다른 몸과 호환이 되지 않지만 추상도가 높은 기의 몸은 다른 물질의 기의 장과도 호환될 수 있다. 그렇기에 추상도를 높여서 추상공간에서의 그녀의 기를 찾는 것이다. 이렇게 해서 그녀 없이 그녀의 기를 찾을 수 있으면 된다.

7단계 : 마음에 드는 이성의 기를 정보장의 추상공간에서 찾는다.

위와 동일한 방법이지만 이제는 내가 잘 알지 못하는 이성의 기를 찾는 것이다. 이는 추상도를 높여서 그 이성이 내게 준 인상을 찾아가는 것과 같다. 그 이성이 마음에 들었다는 것은 이미 내 안에 그 이미지가 있었기에 그렇게 느낀 것이다.

8단계 : 설레이는 정감을 정보장의 추상공간에서 찾는다.

이번에는 아예 베이스가 되는 이미지가 없이 그 기만 찾는 것이다. 이것이 가능해지면 내면의 남성원리와 여성원리와 만나는 것이 가능해지며 이를 통해 태극으로 돌아가는 청성파의 비전을 얻은 것과 같다고 할 것이다.

이 수행은 앞서의 수목을 상대로 행하는 것과는 또 다른 공효를 발하는데 융의 분석 심리학에서 말하는 원형인 아니마와 아니무스를 활성화한다. 보통 청정법 선도에서는 내단을 수은과 단사라는 광물로 이미지하지만 재접파 선도에서는 남성원리와 여성원리로 파악을 한다. 남성의 내면의 남성원리는 로고스라고 부르고 남성의 내면의 여성원리는 아니마라고 한다. 반대로 여성의 내면의 남성원리는 아니무스라고 부르고 여성의 내면의 여성원리는 에로스라고 한다. 일단 이러한 수행을 오랜 시간 행했던 다카후지 소이치로 선생은 그의 저서【선도 연금술 방중의 법】에서 다음과 같이 이야기하고 있다.

여성원리와 남성원리의 알려지지 않은 작용

선도에서 말하는 선인, 선녀, 즉 연금술이나 연단술 중 방중술에서 말하는 남성원리나 여성원리의 사용방법을 실용 테크닉이라는 관점에서 생각해 보자. 우선 그에 앞서서 남성원리와 여성원리의 출현이란 어떠한 현실인지에 대해서 서술해 둔다. 이 상태는 어쨌든 일반인에게 설명하는 것이 어렵지만 어느 정도 확실히 파악해 두지 않으면 자유롭게 사용하는 것이 불가능하기 때문이다.

남성원리·여성원리 출현 실태

① 나타나도 자신은 자각이 없다.

장본인은 단지 매일 행이 깊어져 간다고 하는 일상적인 체험으로만 느낀다. 그러나 주위에서는 신비로운 남성 또는 여성으로 보여지거나 나의 주변에 그런 존재가 있었다는 것을 목격하는 이야기를 듣게 된다.

② 남자로 보이거나 여자로 보이는 것은 타인에게 그렇게 보이는 것일 뿐이다.

폴 카넬리의 경우처럼 일부러 상대에게 자신을 남자로 보이게 하거나 여자로 보이게 해도 아무런 이익도 없는 것이다. 그것이 그렇게 보이는 것은 본인의 의식과는 관계없이 일어나는 것이라고 생각된다.

이 현상에 대한 설명은 어렵지만 아마 철저하게 수행에 정진했기 때문에 생체에서 발생하는 에너지파워가 지나치게 강력해져서 그 사람의 주위 공간을 왜곡시켰기 때문이라고 생각한다. 이전에 이러한 방면에 약간 재능이 있는 사람을 만났을 때 그가 나의 얼굴이 "아지랑이처럼 흐물흐물하게 변형되어 보였다."라고 말하였기 때문이다.

 남자로 보이거나 여자로 보이거나 하는 것은 아마도 잠재의식에 나타난 아니무스, 아니마가 이 힘을 사용해서 현저하게 드러난 것이라고 생각한다. 물론 이것이 절대적인 대답인지의 여부는 나에게도 의문이다. 실제로 각자 스스로 수행을 통해서 확인해 보아야 할 것이다.

 ③ 남성원리 • 여성원리와 접촉하는 것은 특수한 의식상태일 때에 한한다.

 이것은 한없이 각성에 가까운 꿈을 꾸거나 깊은 명상상태일 때 나타나기 쉽다. 융의 경우를 보더라도 꿈을 꾸고 있을 때 혹은 뭔가에 깊이 몰두하고 있을 때에 아니무스, 아니마(선도를 하고 있는 사람이라면 당연히 선인, 선녀가 된다)가 나타나고 있다.

 물론 극히 일상적으로 나타나는 경우가 절대적으로 없다고는 할 수 없다. 그 경우에도 대략 특수한 의식상태 예를 들면, 패닉

상태일 때라던가 기분이 이상하게 고양되어 있을 때와 같은 일반적이라고는 할 수 없는 조건이 필요한 듯 보인다.

④ 익숙해지면 이 상태를 의식적으로 컨트롤 할 수 있게 된다.

이것은 나의 경험이지만 확실히 자각해 가면 컨트롤 할 수 있게 된다. 이렇게 되면 선인, 선녀와 교제하거나 뭔가의 가르침을 받는 것도 가능하게 된다. 그 경우의 핵심은 어떠한 상태일 때 이것이 가장 나타나기 쉬운가를 확실히 파악해서 의식적으로 그 상태에 들어가려고 하면 된다.

남성원리·여성원리의 출현이란 어떤 것인가에 대해서 그럭저럭 해설했으므로 다음은 이것이 나타나면 어떠한 플러스가 있는지에 대해서 말해가기로 한다. 이전의 이야기에서 대략 그 짐작이 되었을 것으로 생각하지만 정리하는 느낌으로 다시 한번 훑어보기 바란다.

남성원리·여성원리가 발생시키는 플러스적인 면

① 신비행이 완성되었다고 하는 증명

한마디로 하자면 선도 혹은 기공이 완성되어 있다고 하는 것의 증명이 된다.

② 그들과의 교류가 가능하다.

이 상태가 된 사람은 본인이 알아차리든 알아차리지 못하든 간에 상관없이 그들(?)과 신비한 관계를 가지게 된다. 이미 말한 것처럼 보통은 이것이 나타나도 본인은 그 자각이 없는 경우가 많다. 다른 사람들에게 들어서 비로소 알아차리는 경우가 대부분인 것이다. 특수한 상태(꿈도 명상도 아닌 상태)일 때, 선인 혹은 선녀의 방문을 받고 비전을 듣는 것 같은 것은 상당한 부분까지 진행하고 나서라고 생각하는 편이 좋다.

③ 이성에게 인기가 있게 된다.

이것은 주로 여성원리 아니마가 초래하는 효과이다. 신비행으로서는 그다지 수준이 높다고는 할 수 없지만 부수적 효과로써 나타나는 것이다.
어째서 이렇게 되는가 하는 이유는 두 가지가 있다. 하나는 이 정도 행이 진행되면 양기의 파워가 상당히 강렬해서 그 기를 받아서(빨아들여서라고 말하는 편이 나을까?) 여성들은 유쾌한 기분이 든다. 즉 상대가 보는 당신은 양기로 활발해 보인다. 게다가 남성적 매력에 넘치는 사람으로 보이는 것이다. 만약 당신이 여성이라면 매우 여성적이고 매력 넘치는 사람으로 보인다. 이것을 칭해서 방중술적 효과라고 한다.

두 번째는 아니마와 교제하고 있기 때문에 여성의 심리가 마치 자신의 마음처럼 알 수 있기 때문이다. 여성의 심리를 손에 쥐는 것처럼 분석해서 행동하는 것이므로 일반적으로 행동하는 것만으로 상대에게 호감을 품도록 하는 것은 당연할 것이다. 만약 당신이 여성이라면 남성 영웅들을 저승 명부로 안내하던 명부의 여신인 페르세포네처럼 남성들의 내면 지도를 갖게 되는 것과도 같다.

여성에 대해서 한 마디 주의를 해 둔다. 당신이 여성이라고 하더라도 이 용도를 위해서는 아니마를 사용할 필요가 있다. 아니무스를 사용하면 이지적이기는 하지만 차가운 느낌으로 보이므로 남성들의 경우 접근이 어려울 수 있다.

④ 마법적인 것, 초능력적인 것이 간단하게 가능하게 된다.

이것도 여성원리・아니마의 작용에 의한다. 어째서인가 하면 이러한 힘은 마음속의 여성적인 영역과 밀접한 관계가 있기 때문이다. 그것은 감정, 정념이라고 불리우는 부분이다. 이 부분이 바로 이러한 힘을 나타나게 한다. 반대로 아니무스로 대표되는 남성적 영역은 이지, 도리, 이해라고 하는 것이 앞서기 때문에 이러한 것이 서투른 것 같다.

초능력적인 현상을 나타나게 하려고 생각하면 아니마의 영역을 참가시켜서 하지 않으면(비위를 맞춰서 하지 않으면) 안 되는 것이다. 잘난 척하면서 "자, 이제부터 해."라는 식으로 해서는 온갖 수를 써도 요지부동인 것이다.

예를 들면, 초능력으로 염동기구 등을 움직이는 경우를 예로 들어보자. 이 경우 손가락 끝으로 기를 발사하는 것인데 단지 그것을 염하는 것만으로는 움직이지 않는다.

거기서 어떻게 하는가 하면 기분 좋은 느낌을 자신의 마음속에 불러일으키는 것이다. 그리고 그것을 기의 느낌에 실어서 보내면 신기하게 단순한 물질에 지나지 않는 기구가 움직이기 시작한다. 좀 더 격렬하게 움직이게 하려고 생각한다면 그만큼 즐거운 느낌도 강하게 해야 한다. 마치 젊은 여성을 그런 마음이 들게 해주는 것과 같은 느낌이다. 이것은 아마 아니마가 그런 분위기를 요구하고 있기 때문일 것이다. 자신의 무의식이라고는 하지만 실제로는 타인 같은 것이다.

참고로 말하자면 염동력 이외의 초능력이나 돈 같은 것도 이 테크닉만으로 충분히 가능하다.

⑤ 머리가 좋아진다. 신비행의 비밀을 알 수 있게 된다.

이중 일반적인 의미로 머리가 좋아지는 것은 주로 남성원리의 작용에 의한다. 남성원리·아니무스는 이지, 이론, 이해라고 하는 것으로 대표되는 것들을 담당하고 있기 때문이다. 꿈속에서 신비한 인물에게서 배운다거나 하는 것은 바로 이 아니무스의 활동에 의한 것이다.

하지만 사실은 그럴 필요도 없다. 아니무스의 원리가 움직이기 시작한 것만으로 스스로 알아차리기도 전에 머리 회전이 좋아지게 된다.

또 하나 '신비행의 비밀을 알 수 있게 된다.'인데, 이것은 남성원리·여성원리 양쪽의 경우가 있다. 선도적으로 말하자면, 단수파 청정법적인 행이라면 남성원리=선인이 쌍수파 방중술적인 것이라면 여성원리=선녀가 이것을 관장하고 있다.

그러나 이것에 대해서는 다른 것만큼 확실한 구별이 없는 것으로도 생각된다. 왜냐하면 융이 말하고 있는 것처럼 최고의 여성원리는 남성이 가지는 이지적인 면을 함께 가지고 있기 때문이다.

마지막(선택)은 개인의 선호사항이 되는 것은 아닐까? 더욱이 이러한 아니마, 아니무스에 의한 신비행의 전수는 반드시 구체적인 말이나 광경에 의하지 않는다. 아니 오히려 그러한 부분이 없는 경우가 더 많다.

옛날에 내가 인도의 티벳 사원에 구루를 찾기 위해서 여행을 했을 때 매일 밤 발 근처에서 사람 크기 정도의 기묘한 짙은 감색의 빛을 본 일이 있다. 단지 이것뿐이었지만 일본에 돌아오고 티벳 밀교의 몽경(夢境)의 테크닉이 가능하게 되어 버렸던 것이다. 물론 누구에게도 배우지 않고 말이다. 몽경의 테크닉의 내용은 나중에 '밀라레파 전기'나 '나로파 육법'에서 확인했으니까 틀림이 없다.

또한 남인도의 라마나 마하리시의 아슈람에 갔을 때도 마찬가지의 일이 있었다. 단지 그 장소에서 앉아 있었을 뿐인데 그가 말했던 깊은 명상의 경지(無의 無의 경지)가 어떠한 것인지가 누구에게도 배우지 않았는데 알 수 있게 되었던 것이다. 이것도 나중에 책을 읽고 확인했으므로 틀림없다. 덕분에 선도의 의식의 행이 믿을 수 없을 정도로 깊은 부분까지 진전되었다.

이러한 것을 끄집어낼 것까지도 없다. 대개 전문으로 해왔던 선도에 관련된 것이다. 쉬운 부분은 차치하고 심오한 부분이 되게 되면 현재의 중국, 대만에도 가르칠 수 있는 사람은 거의 없다. 나의 경우 자랑은 아니지만 누구에게도 배우지 않고 알 수 있게 되었던 것이다.

물론 이런 표현은 맞지 않을지도 모른다. 엄밀하게 말하면, 자신 안의 무의식 영역이 이것을 가르쳐 준 것이다. 행이 정체 상태에 빠져 괴로워하고 있을 때 필요한 책이라던가 사람이 실로 타이밍 좋게 눈앞에 나타나는 것이다. 소주천도 대주천도 나아가서는 출신(出神), 방중술까지 모두 이 방법으로 마스터 해버렸다. 바로 융이 말하는 싱크로니시티(공시성)가 그때마다 일어났던 것이다. 그리고 그때 활약하는 것이 이 남성원리와 여성원리이다.

⑥ 남성원리와 여성원리의 합일이라고 하는 것이 자신의 육체적인 체험으로 이해된다.

아마도 이것이 가장 중요한 것일 것이다. 연금술이든 선도 방중술이든 그 완성상태는 어디까지나 단(丹)이라던가 현자의 돌이라고 하는 광물적 이미지로만 파악할 수밖에 없다. 그렇지만 남성원리・여성원리가 사람의 이미지로서 나타나는 것은 살아있는 인간의 체험으로서 이해될 수 있게 된다.

그녀(여성원리)가 나타났을 때 나는 현실 생활에서는 매일 혼자서 쓸쓸히 행에 정진하고 있었다. 전혀 여자의 흔적 같은 것은 없었다. 아니 사람들조차 거의 찾아오지 않았다. 하지만 앞에도 썼

던 것처럼 꿈속에서는 항상 여성이 찾아오고 있었던 것이다. 평범한 여성이 아니다. 아름답고 건강하고 게다가 기의 파워가 넘쳐 흐르는 여성들이다. 그런 여성은 현실에서는 본 적도 없다고 말해 둔다. 게다가 현실의 여성처럼 만지면 확실한 감촉마저도 있는 것이다. 꿈이라고는 도저히 생각할 수 없었다.

이것이 선녀(물론 나의 아니마이지만)라는 것을 알아차리기 시작한 것은 그녀와 손과 손을 마주 잡고 기를 서로 돌린다고 하는 선도 특유의 훈련을 시작했기 때문이다. 이것을 하면 몸이 기가 막히게 충실하게 된다. 꿈속에서만이 아니다. 다음 날 일어나면 실제의 육체도 최고의 상태가 되어 있는 것이다. 마치 진짜 여성과 기를 서로 돌렸다고밖에 생각되지 않는 것이다.

좀 더 관계가 진행되고 나서는 섹스까지 간 적도 있다. 이 경우 체교(体交)법의 방중술을 행한다. 최고의 엑스터시에 달하지만 시간은 영원하다라고 말할 수 있을 정도로 길게 지속된다. 단 정(精)은 새지 않고 다음 날 기를 서로 돌렸을 때보다 더욱더 충실한 느낌이 되었다. 정말로 신비하게 생각했던 것이다.

이것에 비하면 현실의 여성과 기를 돌리는 것 같은 것이 실로 구차하다고 할 수 있다고 하는 것은 이 정도의 굉장한 파워를 가진 여성은 어디를 찾아봐도 없기 때문이다. 왜냐고 하면 다음과 같은 사실이 있기 때문이다.

우선 현실의 여성은 생활에 쫓겨서 지쳐있다. 이것은 남성도 마찬가지이지만 생활에 쫓겨서 기가 끊임없이 부족한 상태에 있다. 이유는 노는 것 때문일 수도 있고 일이나 통근일지도 모른다. 어쨌든 기가 새나가는 대로 방치하고 있는 것이다. 이런 상태에서는 언제나 반들반들한 피부를 유지하고 아름다움을 발산한다고 하는 것은 지극히 어려운 일인 것이다. 선도를 본격적으로 하고 있는 사람들처럼 기가 넘쳐 흐른다고 하는 것은 더욱더 힘든 것이다.

이것에 비해 여성원리 특히 나의 그녀(?)는 내가 선도에 열중하고 있으므로 나와 막상막하로 선도를 잘하고 있다. 아니 평상시 선도만을 하고 있다고 말해도 좋을 것이다. 또한 인간이 아니라 무의식(모습이 없다)이므로 일을 할 필요도 기분전환을 위해서 밤 늦게 돌아다닐 필요도 없다. 즉, 완전하게라고 말해도 좋을 정도로 생활에 쫓기지 않고 있는 것이다.

그녀가 해야만 하는 것은 여성으로서 최고의 상태로 자신을 지키는 것, 즉 아름답고 건강하고 게다가 매력이 넘치는 상태가 되는 것뿐이다. 이것과 현실의 여성을 비교해 보면 그건 비교가 되지 않을 것이다. 하늘과 땅 정도의 차이가 있는 것이다.

여성이 보더라도 마찬가지일 것이다. 현실의 남성은 너무도 지쳐있어서 매력이 떨어진다.

어쨌든 이러한 매력이 넘치는 여성(여성의 경우는 당연히 남성)

이미지와 현실 그 자체인 것처럼 일체화할 수 있다. 이것이야말로 연금술이나 방중술에서 말하는 남성원리와 여성원리의 합일인 것이다.

하지만 수준이 낮은 아니마나 아니무스 또는 가짜 남성원리・여성원리에 사로잡히게 되면 치명적이게 된다.

서양 연금술이나 중국 방중술 선도에 나타나는 불가사의한 존재, 남성원리와 여성원리에 대해서 알게 되었으므로, 마지막으로 그 주의점을 쓰고 정리한다. 우선 이러한 것 중 가장 신경을 써야만 하는 것은 가짜의 출현이다. 그다지 행에 정진하지 않아도 너무나도 아니마만을 추구하면 불쑥 나타나는 일이 있는 것이다. 형태는 일단 닮아있지만 이것은 가짜이므로 신비행의 진보에 아무런 기여도 하지 않는다.

우선 어떠한 것이 가짜인가 하는 점부터 가본다. 어수선하게 설명해도 오히려 혼란만 하게 되므로 요점만 간략하게 쓴다. 당신에게 맞아 떨어지는 것이 있다면 체크해 주길 바란다.

가짜 남성원리・여성원리

1. 매일 매일 전심전력으로 수행에 정진하고 있지 않은데 나타난다.
2. 행의 단계가 상당히 낮음에도 불구하고 나타난다. 예를 들면, 선도의 단계에서 말하자면 소주천 정도에서 나타나는 것을 말한다.
3. 극히 평상시의 상태, 즉 일상생활 중에 나타난다.
4. 자신의 당장의 욕구의 충족을 위해 제멋대로 나타난다.
5. 확실한(선명한) 말을 한다. 그것이 보통사람의 이야기하는 목소리처럼 생생하게 귀에 들려온다.
6. 그것에게 배운 테크닉을 하더라도 전혀 행의 진보가 나타나지 않는다.
7. 가짜 아니마나 아니무스가 출현한 경우 섹스를 하면 정(精)이 새어나가 버린다.
8. 이것은 귀접이라고 한다. 진정한 선인이나 선녀의 출현의 경우 절대 이런 일은 없다. 수준이 낮은 가짜 아니마나 아니무스에 사로잡혀 있다고 생각해야 한다.
9. 교류해도 전혀 파워가 붙지 않는다. 마음이 설레이는 듯한 느낌이 들지 않는다. 주위에 사람들이 가까이하지 않는다.

이상의 체크는 상당히 엄격하게 하나라도 해당되면 가짜 아니마 아니무스에게 사로잡혀 있다고 생각해야 한다. 이것을 피하는 방법은 자신의 잠재의식이 어떠한 상태에 있는가를 아는 것이다.

여기까지가 다카후지 소이치로 선생의 기술이다. 이러한 부분을 잘 이해해서 사용한다면 이성과의 기를 나누는 수행은 참으로 선한 부분들이 많은 수행이 된다. 또한 【기공과 에너지 힐링】에 소개한 성 에너지 수행도 이러한 관점으로 접근을 해야 한다. 다카후지 소이치로 선생의 경우 여성원리, 남성원리, 아니마, 아니무스를 혼용하고 있지만 명확하게는 여성원리는 남성에게는 아니마이고 여성에게는 에로스이다. 남성원리는 남성에게는 로고스이고 여성에게는 아니무스이다. 마지막으로 이러한 아니마와 아니무스에 대해서는 스승님께서 쓰셨던 글이 있기에 소개를 한다.

아니마는 다음의 4단계 성장을 한다.

> 1단계 : 성적인 여성
> 2단계 : 매혹적인 여성
> 3단계 : 영성적인 여성
> 4단계 : 지혜로운 여성

성적인 여성은 따로 설명할 필요가 없을 것이다. 남성이 여성에게 성적으로 끌리게 될 때 이 성적인 여성으로서의 아니마가 활동하는 것이다.

다음으로 매혹적인 여성이란 남성들이 어린 시절에 관심을 가졌던 공주님들에 대한 것과 유사한 것이다. 대개 첫사랑으로 대표되는 이미지이기도 하다. 대개 내면의 여성은 소녀나 소녀를 막 벗어난 여성이 많지만 여기에 왜곡이 일어나면 어린 여자애가 되어 버린다. 왜곡이란 거절이나 좌절과 관련이 되는 것을 의미한다.

그리고 영성이란 영적인 능력이나 마녀가 아니마 마더 테레사와 같이 헌신적인 보편적 사랑을 표현하는 이미지를 말한다. 성모마리아나 관세음보살과 같은 모성이 보편성을 획득한 것이다.

지혜로운 여성은 남성은 보통 합리성이나 인과적 정합성으로 사고를 진행하는데 이것을 넘어서는 병렬적 사고를 가능하게 해서 통합적인 직관을 발생시키는 사유 방식을 말한다.

외부의 어떠한 성적인 자극에 빠져 허우적거리면 아니마는 퇴행해서 1단계로 가게 된다. 하지만 거기서 일어난 '기분'이 내가 아님을 인지하고 그를 의식화하게 되면 그 주는 감흥에서 논리를 넘어서는 비약적 영감을 얻게 되는 것이다. 마치 단테에게 있어서의 베아트리체처럼 말이다.

정상적인 사람이면 이 아니마는 내면에서 활동해서 사유작용으로써 일어나게 되지만 정신적으로 취약한 이들에게는 이 아니마가 구체적 형태를 가진 이미지화하게 되는 경우가 많다. (이 부분이 위에서 다카후지 소이치로 선생이 언급한 전심전력으로 수행에 정진하고 있지 않은 데 나타나는 것은 가짜 아니마라고 한 것과 통하는 것이다. - 저자 주)

반대로 여성 안의 남성인 아니무스의 4단계 모습을 보도록 하겠다.

> 1단계 : 힘의 남성
> 2단계 : 행동의 남성
> 3단계 : 표현의 남성
> 4단계 : 의미의 남성

힘의 남성이나 행동의 남성은 이해하는 데 어렵지 않을 것이다. 표현의 남성이란 언어나 논리로 타인에게 영향을 미치는 것을 의미한다. 의미의 남성은 그의 삶이나 세상에 대하는 태도 등이 의미를 갖는 남성을 뜻한다.

그렇기에 여성이 의견을 말할 때 보통 2단계가 되는 것이다. 스스로는 3단계 아니무스의 발현이라 여기지만 충분히 논리력이 훈련되어서 그것이 내재화할 정도가 아니라면 대개 2단계인 것이다. 그렇기에 행동의 촉발을 추구하며 상대방이 그 의견을 듣고 행동을 하기를 바라게 되는 것이다. 또한 자신도 그렇게 행동을 해야만 한다고 여기고 스스로를 착취하게 된다.

하지만 이러한 자신의 의견이 아니무스이지 자기 자신이 아님을 모르고 자신과 구분을 못 하면 곧 힘의 남성으로 퇴행해서 상대를 힘으로 꺾으려 하게 된다. 여기서의 힘이란 권력은 물론이고 권모술수와 피해자 놀이까지 모든 것을 포함하게 된다. 하지만 자신의 의견이 자신과 무관함을 알게 되면 의견이 객관화하면서 표현이 되며, 표현이란 상대의 변화를 담보로 하지 않는다는 것을 이해하고 의견의 교류가 가능해진다.

그냥 자신은 자신의 의견을 표현한 것이고 그 표현을 상대가 어찌 받아들이는가는 상대에게 달린 것이지, 상대가 변화하거나 그를 받아들이거나 그에 대해서 적절한 응답을 해야 하는 것은 아니라는 것을 알게 되는 것이다.

그리고 마지막으로 4단계에 이르면 의견의 표현이 중요한 것이 아니라 그 의견이 알리고자 하는 의미의 가치성을 드러나게 하는 것임을 이해하는 것이 된다.

남성이 어떤 여성을 보며 그쪽으로 시선이 갈 때, 여성이 어떤 남성을 보며 속으로 환호할 때, 바로 그 순간에 그 또는 그녀는 아니마 또는 아니무스를 만나고 있는 것이다. 하지만 그 순간에 알아야 하는 것은 바로 아니마 또는 아니무스가 자신이 아니며 그저 외부로 드러나고 있는 내 마음속의 망령일 뿐이라는 점이다. 그리고 망령은 늘 누군가를 다치게 할 수 있는 위험한 존재이다. 그러므로 이를 잘 다루어서 도움이 될 수 있게 성장 시켜야 하는 것이 중요한 부분이다.

실제로 이러한 이성과의 기를 나누는 것은 혼자서 수행하는 것보다 여러 가지 면에서 특수한 작용을 하게 된다. 위의 방법은 실제로 성적인 접촉이 없이 하는 것이므로 연인과 자연 속에서 행한다면 가장 강력하게 그 공효가 나타나게 된다.